Thomas Schnura

Präzise diagnostizieren – geziel behandeln mit Akupunktur

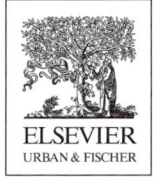

ELSEVIER
URBAN & FISCHER

URBAN & FISCHER

München · Jena

Zuschriften und Kritik an:

Elsevier GmbH, Urban & Fischer Verlag, Lektorat Komplementäre und
Integrative Medizin, Karlstraße 45, 80333 München

Wichtiger Hinweis für den Benutzer

Die Erkenntnisse in der Medizin unterliegen laufendem Wandel durch Forschung und klinische Er-
fahrungen. Der Autor dieses Werkes hat große Sorgfalt darauf verwendet, dass die in diesem Werk
gemachten therapeutischen Angaben dem derzeitigen Wissensstand entsprechen. Das entbindet den
Nutzer dieses Werkes aber nicht von der Verpflichtung, anhand weiterführender Literatur zu über-
prüfen, ob die dort gemachten Angaben von denen in diesem Buch abweichen und seine Verord-
nung in eigener Verantwortung zu treffen.

Bibliografische Information Der Deutschen Bibliothek

Die Deutsche Nationalbibliothek verzeichnet diese Publikation in der Deutschen Nationalbibliografie;
detaillierte bibliografische Daten sind im Internet über http://dnb.d-nb.de abrufbar.

Planung und Lektorat: Christl Kiener, München
Projektmanagement: Christl Kiener, Petra Münzel-Kaiser, München
Redaktion: Petra Zimmermann, Braunschweig
Grafiken: Henriette Rintelen, Velbert; Gerda Raichle, Ulm
Herstellung: Johannes Kressirer, Antje Arnold, München
Programmierung der CD: EDV-Beratung Frank Herweg, Hirschberg
Satz: abavo GmbH, Buchloe
Druck und Bindung: LegoPrint, Lavis, Italien
Umschlaggestaltung: SpieszDesign, Büro für Gestaltung, Neu-Ulm

ISBN-13: 978-3-437-56001-9
ISBN-10:   3-437-56001-8

Aktuelle Informationen finden Sie im Internet unter
www.elsevier.de und **www.elsevier.com**

*Ich widme dieses Arbeitsbuch in Dankbarkeit und Respekt
meiner Lehrerin Doktor Radha Thambirajah. Durch sie habe ich die innere
Schönheit und die Weisheit der Chinesischen Medizin
kennen und bewundern gelernt.*

*Spricht man nicht mit einem Menschen,
mit dem es sich lohnt, zu sprechen,
so hat man einen Menschen verloren.
Spricht man mit einem Menschen,
mit dem man besser nicht gesprochen hätte,
so hat man seine Worte verloren.
Ein weiser Mensch
verliert weder einen Menschen noch ein Wort.*

Konfuzius

Vorwort

Seit ich mich mit der chinesischen Medizin und vor allem mit der Akupunktur beschäftige und sie unterrichte, habe ich sowohl von meinen Studenten als auch von bereits praktizierenden Akupunkturtherapeuten immer wieder erfahren, daß die schwierigsten Kapitel in der Akupunktur für unser abendländisch orientiertes, deduktives Denken einerseits die Auswertung einer energetisch orientierten Anamnese ist, also die eigentliche Diagnosestellung im Sinne der Traditionellen Chinesischen Medizin (TCM), sowie andererseits die Punktauswahl, die sich daraus ergibt.

Hier verfügen wir über keine Denkansätze, die uns die TCM irgendwie verstehen lassen könnten. Wir müssten unser gesamtes Denken ändern, um zu einem umfassenden Verständnis zu gelangen, und das ist erfahrungsgemäß ausgesprochen schwierig.

Die Vielzahl der bei der Diagnosestellung zu berücksichtigenden Faktoren, wie z.B. der Charakter der Symptome, die Schmerzqualitäten, begleitende Umstände, Allgemeinbefinden, mitbetroffene Gewebe, Modalitäten usw. in ihrer Erscheinung richtig zu beurteilen und nach ihrer Yin- und Yang-Qualität den fünf Elementen zuzuordnen, ist die Grundlage einer korrekten Diagnosestellung nach den Gesetzen der TCM und der daraus resultierenden Therapie. Gerade in der Mannigfaltigkeit der individuellen aktuellen Erscheinungen liegt aber auch die große Schwierigkeit und die Kunst, einen Patienten in seiner Ganzheit zu erkennen und zu beurteilen. Die Alternative kann aber nicht der Verzicht auf diese wirksame Therapieform oder die Anwendung einer „Kochbuchakupunktur" sein. Misserfolge würden uns bald demotivieren oder entmutigen.

Meine Herausforderung lag deshalb darin, die Lehre der TCM mit unserem abendländischen Denkmodell zu verknüpfen und damit in der Praxis deutlich zu vereinfachen, ohne das Wesen der chinesischen Medizin zu berühren oder gar zu verfremden.

Das Ergebnis liegt nun vor Ihnen, und mein Anliegen ist es, mit diesem neuen und bisher einmaligen Diagnosekonzept dem Therapeuten und Praktiker die TCM schrittweise nahezubringen bzw. bereits erworbenes Wissen wieder aufzufrischen, um ihn schließlich an das Herzstück meiner Arbeit, die systematisierten Bewertungskriterien in Form von akupunkturspezifischen Anamnesebögen plus Auswertungsbogen heranzuführen.

Mit Hilfe der Anamnesebögen ist er in der Lage, die vielfältigen Zeichen und Symptome, die der Patient zum aktuellen Zeitpunkt anbietet, einem zutreffenden Bild zuzuordnen und so das aktuelle energetische Disharmoniemuster zu erkennen. Hierbei betone ich die Aktualität des Disharmoniemusters, da eine veränderte Gesamtsituation ein anderes therapeutisches Vorgehen erfordert. Auf diese Weise kann der Therapeut, weit über die mechanische Anwendung der Akupunktur hinaus, die große Kunst der chinesischen Medizin ausüben: Das Wiederherstellen des relativen energetischen Gleichgewichts, eines Zustands, den wir als körperliche, seelische und geistige Gesundheit bezeichnen.

Lassen Sie sich von den Anamnesebögen, die zunächst – zugegebenermaßen – recht trocken erscheinen mögen, nicht abschrekken: Nach meiner Erfahrung ist die Diagnosestellung auf dem traditionellen chinesischen Wege der für uns ungeordnet erscheinenden Untersuchung und Befragung noch schwieriger zu verstehen. Die Praxis wird Ihnen zeigen, dass die Bögen eine enorme Erleichterung darstellen.

Ich habe mich bemüht, die Anamnese für die Akupunktur so verständlich und schematisch wie möglich zu strukturieren. Jedoch stellt auch die Erarbeitung einer Therapie hohe Ansprüche an den Therapeuten – immerhin dauerte es zehn Jahre, bis ein chinesischer Akupunkturlehrling sich Arzt nennen durfte. Nur mit einer korrekten Auswertung aller wesentlichen Symptome und energetischen Zustände des Patienten, als zwingende Grundlage der Diagnose und nachfolgender Therapieentscheidungen, werden auch Sie auf dem großen Gebiet der Akupunkturtherapie den Erfolg haben, den ich Ihnen wünsche.

Thomas Schnura

Inhaltsverzeichnis

Vorwort VII

1   Einleitung   1
1.1   Tao   7
1.2   Yin und Yang   10
1.3   Die fünf Elemente oder Wandlungsphasen   13
1.4   Die Organuhr   15
1.5   Ausblick   20

2   Zur Anamnese   21
2.1   Die Grundregeln   22
2.2   Die acht Disharmonien   26
2.3   Zungendiagnostik   30
2.4   Pulsdiagnostik   32

3   Anamnesebögen   35
3.1   Anamnesebögen Zungen- und Pulsdiagnostik   36
3.1.1   Anamnesebogen Zungendiagnostik   36
3.1.2   Anamnesebogen Pulsdiagnostik   38
3.2   Element-Anamnesebögen   39
3.2.1   Anamnese zum Element Feuer   39
3.2.2   Anamnese zum Element Erde   49
3.2.3   Anamnese zum Element Metall   58
3.2.4   Anamnese zum Element Wasser   65
3.2.5   Anamnese zum Element Holz   73
3.3   Schmerzanamnese   83
3.4   Auswertung   85
3.4.1   Auswertungshilfe   85
3.4.2   Auswertungsbogen   86

4	**Arbeiten mit den Anamnesebögen**	87
4.1	Grunduntersuchungen	87
4.2	Markierungen in den Anamnesebögen	88
4.2.1	Zungen- und Pulsdiagnostik	88
4.2.2	Element-Anamnesebögen und Schmerzanamnese	89
4.3	Zwischenauswertung der Summenzeilen in den Anamnesebögen	94
4.3.1	Summenzeile Zungen- und Pulsdiagnostik	94
4.3.2	Summenzeile Element-Anamnesebögen und Schmerzanamnese	95
4.4	Übertragung aller Anamneseergebnisse in den Auswertungsbögen	97
4.4.1	Beispiel 1	97
4.4.2	Beispiel 2	101
5	**Die Punktqualitäten**	105
5.1	Tonisierungspunkte	109
5.2	Sedierungspunkte	111
5.3	Ko-Zyklus Enkel-Punkte	113
5.4	Ko-Zyklus Großmutter-Punkte	115
5.5	Elemente- oder Stundenpunkte	118
5.6	*Shu*-Punkte	121
5.7	*Mu*-Punkte	123
5.8	*Xi*-Punkte	126
5.9	*Yuan*-Punkte	127
5.10	*Luo*-Punkte	130
5.10.1	*Yuan-Luo*-Verbindung	132
5.11	Ein-Punkt-Therapie	137
5.12	Die Lebensführung	139
5.13	Die Extrameridiane	140
5.13.1	Übergeordnete Meridiane	140
5.13.2	Ren Mai	141
5.13.3	Du Mai	143
5.13.4	Yinqiao Mai	144
5.13.5	Yangqiao Mai	145
5.13.6	Chong Mai	146
5.13.7	Yinwei Mai	147
5.13.8	Yangwei Mai	147
5.13.9	Dai Mai	147
5.14	Die Meisterpunkte	148

6   **Tonisierungs- und Sedierungstechnik** 149

7   **Fallbeispiele** 151

8   **Anhang** 179
8.1   Meridiane und Punkte 179
8.2   Anamnesebögen für die Praxis 197

9   **Literatur** 219

Einleitung

Ein großer Teil der Geschichte der Akupunktur verliert sich in einem etwa 5000 Jahre alten Dunkel, davon sind ca. 2500 Jahre geschriebene Geschichte. Allein von dieser Tatsache aus betrachtet, ist die chinesische Medizin im Allgemeinen und die Akupunktur im Besonderen die sicherlich meistverwendete Therapieform auf der Welt: in Asien, Europa, Australien, Amerika und neuerdings auch in Afrika werden die Akupunktur und andere chinesische Therapieformen heute erfolgreich eingesetzt. Und es wäre unsinnig anzunehmen, sie hätten diesen Stellenwert erlangen können, wenn sie nicht heilen würden, auch wenn sie bis heute ohne einen medizinisch-wissenschaftlich anerkannten Wirksamkeitsnachweis nach abendländischem Denkmodell auskommen muss.

Das **Huangdi neijing**, „Der Innere Klassiker des Gelben Kaisers", in dem erstmals die Meridiane und Punkte, mit denen wir heute noch arbeiten, rudimentär niedergelegt sind, wurde wahrscheinlich in den Jahren zwischen 300 und 100 v. Chr. von nach wie vor unbekannten Autoren zusammengetragen, alles Weitere sind Ergänzungen, Weiterentwicklungen und Kommentare. Hier ist auch beschrieben, wie wir uns die so genannten Meridiane vorzustellen haben: Als Kanäle, in denen wie das Wasser etwas fließt, das wir heute unpräzise mit dem Begriff Energie (Qi, Chi, gesprochen: Tschi) beschreiben, ohne eine weitere physikalische Definition über die Art der Energie vornehmen zu können. Man kann sie vielleicht auch Lebensenergie nennen, aber das ist eine empirische, keine nachweisbare Energie, sie entspricht unserer Erfahrung, ist aber nicht messbar. Die Punkte sind zu vergleichen mit einem Schleusensystem, das die Aufgabe hat, die Energie gleichmäßig über die Kanäle zu verteilen, so dass nirgends ein Überfluss oder ein Mangel vorherrscht.

Es sind heute zwölf mehr oder weniger vertikal verlaufende Hauptmeridiane (Abb. 1-1) beschrieben, die bilateral angelegt sind, jeweils links und rechts der Wirbelsäule spiegelverkehrt. Außerdem acht teils horizontal, teils vertikal, verlaufende Extrameridiane (Abb. 1-1), die ihre Punkte zum Teil von anderen Meridianen beziehen, zum kleineren Teil aber auch eigene Punkte haben. Sie verlaufen zwischen Haut und Körperfaszie. Auf weitere existierende Punkte (z.B. Nebengefäße usw.) werde ich in diesem Buch nicht eingehen, da diese den even-

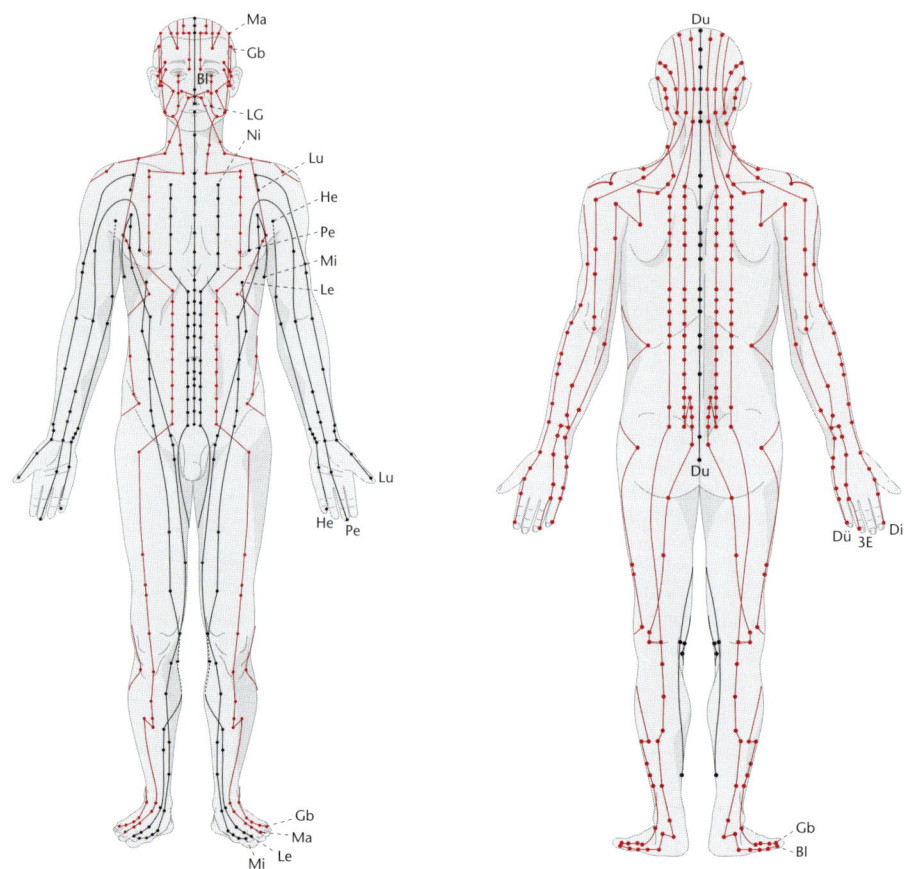

tuell noch wenig erfahrenen Therapeuten bei der Komplexizität des Themas nur
verwirren könnten. Im Hinblick auf die Anamneseerstellung und Therapie sind
jedoch alle relevanten Punkte eingearbeitet worden.
Der Name eines jeden der zwölf Hauptmeridiane setzt sich zusammen:

- aus der Zuordnung zu einem Organ *zang* (Speicherorgan) oder *fu* (Hohlorgan)
- aus der Unterteilung in Yin oder Yang als groß, mittel und klein
- aus der Zuteilung zu Hand oder Fuß, dem jeweiligen Anfangs- oder End-
  punkt.

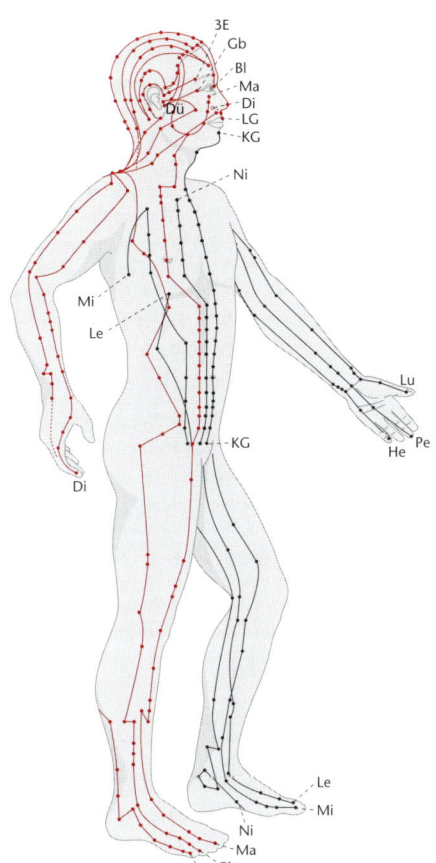

Abb. 1-1
Schematische Darstellung der Haupt- und Extra-meridiane.

Im Einzelnen heißt das:

zang = Speicherorgane (Yin):

Herz	Feuer	klein	Hand Ende
Perikard	Feuer	groß	Hand Ende
Milz / Pankreas	Erde	mittel	Fuß Anfang
Lunge	Metall	mittel	Hand Ende
Nieren	Wasser	klein	Fuß Anfang
Leber	Holz	groß	Fuß Anfang

fu = Hohlorgane (Yang):

Dünndarm	Feuer	mittel	Hand Anfang
3Erwärmer	Feuer	klein	Hand Anfang
Magen	Erde	groß	Fuß Ende
Dickdarm	Metall	groß	Hand Anfang
Blase	Wasser	mittel	Fuß Ende
Gallenblase	Holz	klein	Fuß Ende

Durch Permutation, d.h. Umstellung der einzelnen Teile (*zang*/*fu*, Größe, Hand/ Fuß), ergeben sich so unverwechselbar, wenn auch mit diesen Bezeichnungen für uns schwer verständlich, die heute bekannten zwölf Hauptmeridiane.

Insofern ist die neu gewählte Bezeichnung der Meridiane nach der Zuordnung zu einem Organ (z.B. Herz-Meridian, Dünndarm-Meridian usw.) gegenüber der ursprünglichen chinesischen (z.B. *shaoyin* der Hand, *taiyang* der Hand usw.) eine legitime Verkürzung bzw. Vereinfachung, entspricht sie doch, mindestens zuweilen, der anatomischen Lage des entsprechenden Gefäßes.

Die **zwölf Hauptmeridiane** sind den Organen zugeordnet:

- Herz-Meridian (*shaoyin* der Hand)
- Dünndarm-Meridian (*taiyang* der Hand)
- Perikard/Kreislauf-Sexus-Meridian (*jueyin* der Hand)
- 3Erwärmer-Meridian (*shaoyang* der Hand)
- Magen-Meridian (*yangming* des Fußes)
- Milz-Pankreas-Meridian (*taiyin* des Fußes)
- Lungen-Meridian (*taiyin* der Hand)
- Dickdarm-Meridian (*yangming* der Hand)
- Blasen-Meridian (*taiyang* des Fußes)
- Nieren-Meridian (*shaoyin* des Fußes)
- Gallenblasen-Meridian (*shaoyang* des Fußes)
- Leber-Meridian (*jueyin* des Fußes).

Die Zuordnung der Meridiane zu einem Organ ist am leichtesten lokal und funktional zu verstehen, aber eine lokale Präzision fehlt ihnen ebenso wie der gesamten chinesischen Medizin. Anatomische Zeichnungen aus China verdienen allenfalls das Prädikat abenteuerlich, sie entsprechen ganz und gar nicht unseren präzisen Kenntnissen. Allerdings tut das der therapeutischen Wirksamkeit der Akupunktur keinerlei Abbruch, sie kommt ohne die Forderungen der wissenschaftlichen Forschung aus und lebt ganz von der Empirie.

Perikard und 3Erwärmer sind hierbei keine Organe im eigentlichen Sinne, sondern übergeordnete Organfunktionen (als 3Erwärmer bezeichnet die Akupunktur einen sämtlichen Organfunktionen übergeordneten Meridian, während der Perikard-Meridian eher den seelischen Funktionen übergeordnet ist).

Die **acht Extrameridiane** haben keine konkrete Beziehung zu den Organen, sie sind den Funktionen der Meridiane übergeordnet. Das sind:

- Du Mai (Lenker-/Gouverneursgefäß, LG/GG)
- Ren Mai (Konzeptionsgefäß, KG)
- Chong Mai (Gefäß des kräftigen Aufsteigens)
- Dai Mai (Gürtelgefäß)
- Yangqiao Mai (Yang-Gefäß der Beweglichkeit)
- Yinqiao Mai (Yin-Gefäß der Beweglichkeit)
- Yangwei Mai (Yang-Gefäß der Verbindung)
- Yinwei Mai (Yin-Gefäß der Verbindung).

Auf die Extrameridiane wird später in einem Kapitel (s. Kap. 5.13) eingegangen. Die Hauptmeridiane kommunizieren an einigen Stellen und in einigen Punkten mit der Körperoberfläche. Diese Stellen sind die so genannten **Akupunktur-punkte,** die man mit einem System von Schleusen vergleichen kann. Sie weisen gegenüber den übrigen Körperregionen einige herausragende **Eigenschaften** auf:

- Der Hautwiderstand ist herabgesetzt.
- Das elektrische Potential ist erniedrigt. Dadurch erfolgt ein Potentialzu-sammenbruch, schon bei geringer Spannung.
- Sie weisen eine erhöhte Infrarot-Abstrahlung auf.
- Sie haben, wie die Meridiane, eine erhöhte Lichtleitfähigkeit.

Dieses Schleusensystem der Akupunkturpunkte verteilt die Energie Qi nach einer ganz bestimmten Reihe von Gesetzmäßigkeiten, und es tut dies, indem es einen Zustand des relativen Gleichgewichts (näheres dazu s. S. 21 ff.) aufrechter-hält, sofern der Mensch nicht pathogenen Faktoren ausgesetzt ist oder sich ihnen aussetzt. Die pathogenen Faktoren sind definiert und werden in zwei Gruppen unterteilt:

Exogene pathogene Faktoren
- Wärme
- Kälte
- Feuchtigkeit
- Trockenheit
- Wind
- Hitze

Endogene pathogene Faktoren
- übermäßiges Essen, akut und chronisch
- Hunger, Fasten
- zu viele kalte und rohe Speisen
- zu viel Alkohol

- verdorbenes Essen
- zu viel Stress
- zu wenig Stress, Anspannung
- zu viel Sexualität
- Meridianblockierungen, Narben.

Qi, die Energie, ist nach chinesischer Sichtweise unterteilt in zwei verschiedene Qualitäten, Yin und Yang, und dass sie sich in einem Zustand relativen Gleichgewichts befinden, spiegelt die Tatsache wider, dass wir ununterbrochen äußeren wie inneren Einflüssen ausgesetzt sind, wie z.B. Kälte, Müdigkeit, Hunger und Durst, den Jahreszeiten und den Einflüssen von Sonne, Mond und Sternen, ferner Stress, Einsamkeit oder dem Bedürfnis, allein zu sein. Auch die Art der Nahrung und der Getränke, die Kommunikation, Krankheiten, Infektionen und Verschleiß haben in unterschiedlicher Weise Einfluss auf das innere energetische Gleichgewicht des Menschen. Solange wir existieren, ist das unabänderbar und eine Grundtatsache des Lebens. Diese Einflüsse ergänzen und kontrollieren sich und machen unser Leben aus. In dieser Betrachtungsweise ist Krankheit zu verstehen als ein Ungleichgewicht verschiedener Energien (Abb. 1-2).

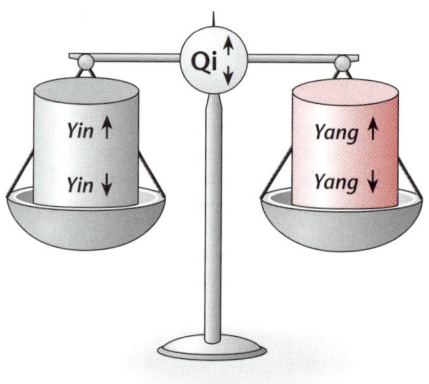

Abb. 1-2
Krankheit bedeutet ein Ungleichgewicht der verschiedenen Energien.

Die chinesische Medizin bemüht sich darum, Symptome und Zeichen von Erkrankungen zu verständlichen Konfigurationen zu arrangieren, d.h., sie versucht zu erkennen, ob sich der Patient in einem **definierbaren energetischen Zustand** befindet, der über die ausgleichende Wirkung der Akupunkturpunkte zu korrigieren ist.

> **Die Gesamtkonfiguration – das jeweilige Disharmoniemuster (aus dem Gleichgewicht geratene Yin-Yang-Beziehung) – stellt den Rahmen der Behandlung dar.**

Der Therapeut versucht, durch eine darauf abgestimmte Behandlung die Konfiguration wieder ins Gleichgewicht zu bringen, die Harmonie im Individuum wiederherzustellen. Ähnlich wie in der Homöopathie steht weniger die Betrachtung der Kausalitäten und der endoskopische Befund nach den uns bekannten Untersuchungsmethoden im Vordergrund, als vielmehr das Bemühen, die

Beziehungen der einzelnen Geschehnisse im Körper zu einem bestimmten Zeitpunkt zueinander in Verbindung zu bringen und den aktuellen Veränderungen entsprechend die Behandlung zu modifizieren. So wird es auch nicht das Bestreben eines nach chinesischer Betrachtungsweise vorgehenden Therapeuten sein, eine Diagnose im westlichen Sinne mit einem bestimmten Namen am Ende zu stellen, sondern er wird sich bemühen, das Disharmoniemuster nach den drei sehr alten **Grundprinzipien der traditionellen chinesischen Medizin** zu stellen:

- Tao
- Yin und Yang
- Die fünf Elemente.

Ich werde mich im Folgenden bemühen, diese drei Grundprinzipien zu erklären. Man möge bedenken, dass es sich hierbei um drei sehr alte Begriffe aus einem völlig anderen Kulturkreis handelt und dass es daher schwierig sein kann, diese im Vokabular des Abendlandes so zu erklären, dass es auch für uns verständlich und nachvollziehbar wird. Aber da sich die Welt und der Mensch in den letzten 5000 Jahren ja nicht grundlegend gewandelt haben, hoffe ich, diese Begriffe meinem Leser doch einigermaßen nahe bringen und ins Verständliche übersetzen zu können. Mir ist dabei bewusst, dass allein der Versuch eine gewisse Verfälschung beinhaltet, oder wie ein chinesischer Zen-Meister über das Tao sagt: „Alles, was ich darüber aussagen könnte, würde das Wesentliche verfehlen." Ich möchte in diesem Zusammenhang auf das „Tao-Te-King" des Lao-Tse, der als einer der – historisch ungesicherten – Begründer des Taoismus betrachtet wird, verweisen, das von jedem Therapeuten mit großem Gewinn gelesen werden kann.

1.1 Tao

Was ist Tao? Was ist der Taoismus?

„Tao", das chinesische Wort für „Weg" (Abb. 1-3), ist uns auch bekannt als Dao oder Do aus Namen der Kampfsportarten Judo oder Ken-Do. Es ist ein alter Grundbegriff des philosophischen Denkens in China. Konfuzius verstand unter Tao den Weg des Himmels, dem der Weg des Menschen entsprechen müsse, um in Harmonie mit dem ewigen Weltgesetz zu leben. Die konfuzianische Morallehre diente daher dem Zweck, die Menschen diesen Weg des Handelns zu lehren. Lao-tse dagegen deutete

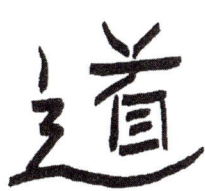

Abb. 1-3 Das chinesische Zeichen *dao.*

den Begriff Tao als „göttliches Urwesen, aus dem die Welt entstanden sei und in das alle Dinge wieder zurückkehrten" (Lexikon der östlichen Weisheitslehren).

Wir kennen westliche Übersetzungen oder besser gesagt Erklärungsversuche, die das chinesische Schriftzeichen „Tao" übersetzen mit Weg, Wesen, Weltgesetz, Lebensgesetz, „the way nature is", Sinn, Logos usw.

Jeder dieser Begriffe erfasst vielleicht einen Aspekt dieses sehr weit gefassten Begriffs (der unter anderem auch einfach nur Weg im Sinne von Straße bedeuten kann), stößt aber letztlich an die Grenzen unserer durch Worte gebändigten Vorstellungskraft und bleibt daher unvollständig. Gleich zu Beginn sagt daher Lao-Tse im Tao-Te-King: „Das aussagbare Tao ist nicht das ewige Tao. Der nennbare Name ist nicht der ewige Name." Und weiter im 2. Kapitel: „Wenn jeder weiß, das Schöne ist schön, schon ist das Hässliche da. Wenn jeder weiß, das Gute ist gut, schon ist das Böse da."

Was könnte uns da weiterhelfen? Nun, ich habe nicht ohne Absicht auch die englische Übersetzung „the way nature is" gewählt, denn sie beinhaltet den Weg und die Natur zu gleichen Teilen: „the way" als einen Prozess, den Lauf der Dinge im Laufe der Zeit, „nature is" als eine Gegebenheit, als alles, was da ist, und hier finden wir eine indianische Betrachtungsweise wieder, die „skan taku skan skan" (Lakota) (= die Lebenskraft), als „etwas in Bewegung" beschreibt. So beschreibt Tao „etwas in Bewegung", und wir können „etwas" erkennen, das bestimmten gesetzmäßigen „Bewegungen" folgt. „Etwas" ist die Natur, zu der auch wir Menschen gehören, und die Bewegung. Drei Begriffe umschreiben deren Gesetzmäßigkeit, nämlich Dualität, Veränderung und Ausgleich der Dualitäten.

	„etwas"	in Bewegung
	↓	↓
Tao =	Natur (Mensch)	Dualität Veränderung Ausgleich der Dualitäten

Dualität meint, dass sich alle Dinge in ihren Gegensätzen spiegeln:

- Sein und Nichtsein erzeugen einander.
- Schwer und leicht bedingen einander.
- Lang und kurz vermessen einander.
- Hoch und tief entstreben einander.
- Ton und Stimme fügen sich einander.
- Vorher und nachher folgen einander.

Erst die Nacht ermöglicht das Erkennen des Tages, ewige Kälte des Südpols wird verständlich durch subtropische Hitze, die endlose Länge der arktischen Nacht wird beantwortet durch die äquatoriale Präzision und in Frage gestellt durch die wechselnden Rhythmen der nördlichen Halbkugel, die ihr Pendant durch die antipodischen Rhythmen der südlichen Halbkugel erhalten.

Die Dualitäten werden oft erst erkennbar, wenn ich genügend weit zurücktrete und die Dinge für sich selbst sprechen lasse.

Der umfassendste Ausdruck für das Wesen der Dualität ist das so genannte Yin und Yang (Abb. 1-4), die niemals eine fest greifbare Form annehmen.

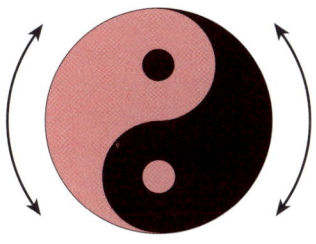

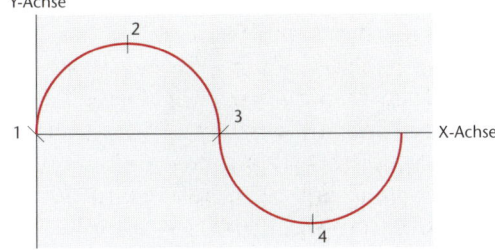

Y-Achse

X-Achse

Abb. 1-4 Das Wesen der Dualität. **Abb. 1-5** Veränderung: Übergang der Dualitäten.

Veränderung meint, dass nichts ewig gleich bleibt (Abb. 1-5). Vergleichbar einer Sinuskurve gehen die Dinge der Dualitäten beständig ineinander über, und es ist dabei gleichgültig, ob ich an die vier Wechselpunkte der Kurve (X-Achse – höchster Punkt – X-Achse – tiefster Punkt) die Tageszeiten, die Jahreszeiten, Hunger und Sattsein, Müdigkeit und Wachheit, Einatmen und Ausatmen, Jugend und Alter, Liebe und Hass oder Krieg und Frieden und damit auch Leben und Tod setze, der Prozess der Veränderung ist allgegenwärtig. Er hat sehr unterschiedliche und individuelle Geschwindigkeiten, verschiedene Zyklen, einmal sind es 24 Stunden, einmal 365 Tage, einmal 20 Sekunden, ein anderes Mal ein ganzes Leben oder sogar ganze Generationen, schließlich aber auch das Entstehen und Vergehen ganzer Universen oder die Schwingungsphasen der Moleküle. Es ist jeweils nur eine Frage der Perspektive.

Oder, wie es im Tao-Te-King heißt: „Den Becher füllen im Übermaß, besser man ließe es sein. Die Klinge schärfen im Übermaß, das kann nicht lange währen! Füllen Gold und Juwelen die Halle, so kann sie niemand behüten. Reich, geehrt und auch noch hochmütig sein, das schafft sich selbst sein Unglück. Das Werk vollbringen, sich selbst zurückziehen, so ist des Himmels Weg."

Ausgleich der Dualitäten meint, dass am Ende alles ganz und heil wird und völlig gleichgültig (Abb. 1-6). Und hier bekommen die Perspektive und der Taoismus ihre umfassendste und schwierigste Bedeutung. Einzusehen, dass am Ende doch wieder Ausgleich, Harmonie sein wird, ist gerade dann besonders schwer, wenn ein individuelles Leben betroffen ist und der Ruf nach Gerechtigkeit ergeht, wenn es mich selbst betrifft und ich schreie vor Schmerz, und es birgt wenig Trost, zu sagen, dass „die wahre Metaphysik in dem Glauben beruht, dass einmal Ruhe sein wird ...“ (Karl Kraus).

Wir finden es im Kleinen: aus der Nacht wird der Tag und vollendet den Kreislauf der Erde um sich selbst. Nach Winter und Sommer haben wir über die Jahre ein womöglich sogar statistisch errechenbares Nullsummenspiel ohne unser Zutun. Sommer und Winter ergänzen sich, am Ende sind Himmel und Erde eine Einheit. Am Ende ist das Universum eines. Wir leben doch noch.

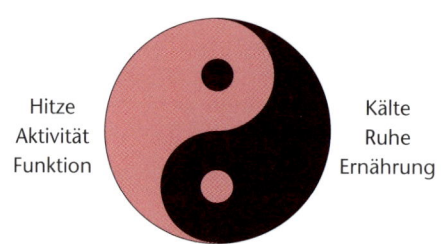

Hitze
Aktivität
Funktion

Kälte
Ruhe
Ernährung

Abb. 1-6 Ausgleich der Dualitäten = Gleichgewicht = Ganzheit = Gesundheit.

Da erhält das Tao seine Größe, da liegt die geistige Herausforderung. Wer kann schon damit fertig werden, dass erlittenes Unrecht, erlebter Schmerz irgendwo im Gefüge der Energien und der Zeit einen Ausgleich finden, dass am Ende Gerechtigkeit herrschen wird, eine Gerechtigkeit, die ganz von uns Menschen mit unseren vereinzelten Schicksalen absieht und die nur das Gleichgewicht aller Kräfte wiederherstellt. Dass das ganze Universum von einer herrlichen Gleichgültigkeit umgeben ist, einer wunderbaren, Frieden verleihenden Gleichgültigkeit. Es ist natürlich im Einzelfall schwer, das zu akzeptieren, es ist allein eine Frage der Perspektive. Der Einzelfall tut weh oder ist schön, ist gerecht oder ungerecht, bringt Unglück und Glück mit sich, verleitet zu Wertungen. Nur mit hinreichend Abstand verlieren all diese Wertungen an Bedeutung.

1.2 Yin und Yang

Hier haben wir das Begriffspaar, das die **Dualitäten des Tao** am umfassendsten beschreibt, aber es ist schwierig, diesen Begriffen Übersetzungen zuzuordnen. Gleichwohl bedeutet Yin die Schattenseite des Berges und Yang die Sonnenseite des Berges.

> Yin und Yang sind theoretische Kategorien, Denkkategorien, die ihre Bedeutungen ändern, je nachdem, welche Parameter man anlegt.

Die bekanntesten Zuordnungen sind weiblich zu Yin und männlich zu Yang, aber das ist nur eine von unendlich vielen, im Grunde viel umfassenderen Zuordnungen. Weitere Zuordnungen sind:

Yin	Yang
weiblich	männlich
Leere	Fülle
passiv, kalt, chronisch	aktiv, heiß, akut
Degeneration	Entzündung
Nacht, Winter	Tag, Sommer
nass, schwer, dunkel	trocken, leicht, hell
aufsteigend, innen, vorne	absteigend, außen, hinten
Ernährung	Schutz
Substanz	Funktion
Masse	Bewegung

Das eine ist für das andere notwendig, es ist eine **Beziehung der Ergänzung und Kontrolle,** und das ist die wohl wichtigste Aussage für die chinesische Medizin.

Tag und Nacht ergeben einen ganzen Tag von 24 Stunden, Sommer und Winter machen ein Jahr, Jugend und Alter ein Leben, Einatmen und Ausatmen einen ganzen Atemzug. Wir leben, ich wiederhole es, in einem Zustand des relativen Gleichgewichts zwischen Yin und Yang, und dieser Zustand heißt Gesundheit. Ensteht ein Ungleichgewicht, so bedeutet das vorübergehendes Unbehagen, oft auch Stress, Krankheit, Leiden und schließlich den Tod. Dann ist zwar alles wieder im Lot, auch wenn es schwierig ist, das zu akzeptieren.

> Yin und Yang stehen in einer Reihe von definierten Gesetzmäßigkeiten zueinander, die sich zum einen natürlich auf die Gesundheit des Menschen beziehen, die darüber hinaus aber auch universelle Gültigkeit haben.

Gesundheit ist ein Zustand des relativen Gleichgewichts von Yin und Yang. Jede Veränderung, ob physiologisch oder pathologisch, ob von innen oder von außen, beeinflusst den ganzen Menschen und damit auch alle fünf Elemente (s. S. 21 ff.).

Alle Dinge haben sowohl einen Yin- als auch einen Yang-Aspekt, das heißt, nichts ist absolut Yin oder Yang. Innen und außen, kalt und heiß, Degeneration und Entzündung, passiv und aktiv sind Kategorien von Yin und Yang, doch sie existieren nur in Relation zueinander.

Eine Aufteilung und Differenzierung ist möglich vom Universum bis zu den Molekülen und Atomen und darüber hinaus. Es ist eine gedanklich-theoretische Aufteilung, vom „Großen und Ganzen" bis in die Endlosigkeit des Mikrokosmos, das sich als Prinzip auf alle Aspekte des Seins bezieht.

Yin und Yang erschaffen sich gegenseitig, das heißt, dass sie nicht voneinander zu trennen sind, auch wenn sie klar und eindeutig unterscheidbar sind. Aus dem Tag wird die Nacht, aus der Nacht wird der Tag. Die Höhe definiert die Tiefe. Die Menge des herabfallenden Regens entscheidet letztlich, wie viel Wasser sich durch Verdunstung und Kondensation in Wolken verwandeln kann. Die Gegensätze können nur im Vergleich zueinander gemessen werden. Aus diesen Beispielen ergeben sich aber noch weitere Gesetzmäßigkeiten:

Yin und Yang ergänzen und kontrollieren sich gegenseitig. Tagzeit und Nachtzeit machen einen ganzen Tag usw., das heißt, sie ergeben zusammen ein Ganzes, dessen Aufteilung in das Yin- und Yang-Prinzip immer nur gedanklich vollzogen werden kann, nie aber faktisch. Damit wird deutlich, dass Yin und Yang „nur" Gedankenkonstruktionen sind, die uns ein Verständnis z. B. von Krankheitsphänomenen erleichtern helfen, die aber gleichwohl eine universelle Anwendbarkeit besitzen.

Auch das Prinzip der gegenseitigen Kontrolle ergibt sich aus der Naturbetrachtung. Das Übermaß an Yang, z. B. lange, heiße Tage im Sommer, kontrolliert den Mangel an Yin: kurze, warme Nächte. Ein Hitzeübermaß im Körper (Entzündung) mag durch einen Mangel an kontrollierender Kälte (Substanz der Immunabwehr) verursacht sein. Ein Substanzüberschuss Yin im Körper (z. B. Adipositas) mag auf einem Mangel an Dynamik-Yang (Bewegung) beruhen. Gleichzeitig aber können beide Disharmonien durch das jeweils ergänzende Prinzip unter Kontrolle gebracht werden: Yin und Yang gleichen sich gegenseitig aus.

Yin und Yang verwandeln sich ineinander. Dies ist der Prozess der ständigen subtilen Veränderungen: Aktivität und Passivität, Dynamik und Ruhe, Tag und Nacht, Sommer und Winter, in den kleinsten wie den größten Dingen, Einatmen und Ausatmen, Leben und Tod. Diese Prozesse verlaufen in gesunden, ausgeglichenen Zusammenhängen langsam, sanft und harmonisch. Sie erhalten, je nach dem gewählten Blickwinkel, die Balance von Yin und Yang aufrecht: Über kurz oder lang, und ganz von selbst, findet alles zu dem Gleichgewicht zurück, das von vornherein angelegt ist und das am Ende wieder sein wird.

Nicht handeln, nicht wollen,
nicht kämpfen:
Das ist der Weg allen Seins.
Ganz von selbst werden Frühling,
das Erwachen des Lebens;
Sommer, das Wachstum; Herbst,
die Reife und der Verfall;
Winter, die Speicherung und der Tod.
Und am Ende wird Ruhe sein:
Yin und Yang in vollkommenem
Ausgleich. (ts)

1.3 Die fünf Elemente oder Wandlungs-phasen

Tao beschreibt das Allumfassende, Yin und Yang sind sein Prinzip, und die fünf Elemente/Wandlungsphasen sind die Kategorien der konkreten Zuordnung. Die fünf Elemente sind:

Feuer • Erde • Metall • Wasser • Holz

Mit Holz z. B. ist aber nicht konkret der Baum gemeint, genauso wenig wie Metall eine bestimmte Materie oder chemische Verbindung meint oder Wasser einen bestimmten Fluss oder See. Vielmehr begegnen wir auch hier wieder übergeordneten Prinzipien, denen sich nun aber alle konkreten Welterscheinungen zuordnen lassen.

In diese **Kategorien der fünf Elemente** gehören z. B. die Organe und Meridiane, die Sinnesorgane und Gewebe, Himmelsrichtungen, Temperaturen und Körperfunktionen und die im Tao-Te-King so genannten „zehntausend Dinge" (s. Tab. 1-1).

Um die Bedeutung der fünf Elemente zu verstehen, sollten wir uns vor Augen halten, dass eine offenbar genetisch angeborene Funktion des menschlichen Gehirns das Bedürfnis des Menschen ist, uns die scheinbar unentwirrbare Vielfalt der Dinge, die uns umgibt, verständlich zu machen und handhabbaren Kategorien zuzuordnen.

Jegliche Erfahrung wird von unserem Gehirn, ob wir wollen oder nicht, erst ein mal kategorisiert, bevor sie analysiert wird. Wir reagieren auf Kürzel, auf Piktogramme, eine Andeutung von Langohr macht für uns den Hasen aus, eine gewisse Kopfform einen gewissen Kanzler, Haartolle und Bartklecks genügen als Kürzel für „Hitler". So bleibt Wichtiges für uns angenehm ähnlich. Stellen Sie sich zum Beispiel vor, Sie sind nachts allein im Wald und hinter Ihnen raschelt es im Gebüsch. Bevor Sie wissen, wie Ihnen geschieht, werden Sie erschrecken und geneigt sein, die Flucht zu ergreifen. Es hat nun nämlich wenig Zweck, zu analysieren, sondern es kann lebenserhaltend sein, erst einmal zu kategorisieren und zu reagieren, und hinterher wissen wir, dass wir das Geräusch in die Kategorie möglicher Gefahrenquellen eingeordnet haben. Wir neigen dazu, und es ist art- und lebenserhaltend. Wenn hinter mir der Feind geraschelt hat, dann war es am Ende besser, dass ich unmittelbar reagiert habe. Es erleichtert uns den Umgang mit den endlos vielen möglichen Dingen.

Woher nun beziehen die Zuordnungen zu den fünf Elementen ihre Berechtigung? Diese Einteilung ist reine Empirie, und sie beruht auf der Beobachtung, dass verschiedene Dinge denselben, menschlich verständlichen, aber nicht unbedingt logischen Grundprinzipien zugeordnet werden können, auch wenn wir mit der westlich orientierten Sichtweise die Zuordnung nicht immer leicht verstehen.

Auch in der westlichen Welt gibt es viele Ansätze, die Welt in Kategorien einzuordnen, z.B.: was haben Klosterzelle, Efeu, Blei, Lithographie und Mangelkrankheiten gemeinsam? Sie gehören demselben saturnbestimmten Prinzip der Einschränkung und Begrenzung an, so wie wir verschiedenen Einfluss nehmenden Prinzipien (Wachstum, Ergänzung, Verlust usw.) gerecht werden müssen, die sich in unserem Leben beständig wiederholen (wer mehr darüber wissen will, möge „Das senkrechte Weltbild" von Nicolaus Klein und Rüdiger Dahlke lesen).

Auch die klassische chinesische Weltanschauung bemühte sich, solch eine Zuordnung zu erfahrbaren, wenn auch nicht logisch verständlichen Kategorien oder Prinzipien nachzuvollziehen, die wir nur akzeptieren können, und dass diese Zuordnung nun zu fünf Kategorien erfolgte, nämlich den fünf Elementen, und nicht zu vier, zehn oder zwölf, ist eine „regionale Besonderheit". Da sich das System aber so trefflich ineinander fügt, werde ich natürlich im Rahmen der Akupunktur kein anderes einführen. Es gibt keine Erklärung für dieses System, besonders nicht im Rahmen logisch-deduktiven Denkens.

Die Theorie der fünf Elemente besagt, dass ihnen aus allen Bereichen des Daseins Phänomene zugeordnet sind, und dazu gehören unter anderem **Jahreszeiten, Temperaturen, Himmelsrichtungen, Klimata** usw. (s. Tab. 1-1). Ebenso vollzieht die chinesische Medizin Zuordnungen aus dem Bereich der Organe, Stimmungen, Sinnesorgane und körperlichen Funktionen.

> **Störungen, Fehlfunktionen, Leiden oder Erkrankungen in den Zuordnungen zu den fünf Elementen sind für uns ein Hinweis auf das Element, in dem eine Yin-Yang-Disharmonie vorliegt.**

So verweisen uns z.B. folgende Erkrankungen auf das jeweilige Element (s. Tab. 1-1):

- Magenerkrankungen → Erd-Element
- Schlafstörungen → Feuer-Element
- Erkrankungen der Nase und Nasennebenhöhle → Metall-Element usw.

Diese Zuordnungen sind nicht willkürlich, aber sie sind auch nicht logisch im griechisch-abendländischen Sinne Platos. Sie entstammen eher dem, was seit Plato im Rahmen der Trennung von Logos und Mythos dem nicht nachweisbaren, aber sehr wohl individuell erfahrbaren Bereich des Mythos zugeordnet ist. Wir haben es also mit philosophischen und damit weltanschaulichen Kategorien zu tun. Warum können uns Symbole so viel bedeuten, auch wenn sie keine innere Verwandtschaft mit dem aufweisen, was sie eigentlich meinen. Insofern liegt vielleicht sogar Platos aufgezeichneten sokratischen Gesprächen eine Art

Notwehrhaltung gegenüber der unüberschaubaren und damit beängstigenden Welt zugrunde, mit deren Bewältigung wir es bis heute zu tun haben. Suchen wir nicht alle nach Kategorien für diese Welt, die uns durch einen täglich zunehmenden Strom an neuen Erkenntnissen schier aus dem Gleis zu werfen droht? Geht es nicht uns allen bisweilen so, dass wir uns nicht mehr zurechtfinden und nach einem Maßstab suchen, der uns „die zehntausend Dinge", die uns umgeben und auf uns Einfluss nehmen, irgendwie plausibel machen könnte?

Die Einteilung der Welterscheinungen in fünf Kategorien ist so gut wie eine andere, aber das in der menschlichen Geschichte der Weltbetrachtung immer wieder auftauchende Motiv der Einteilung selbst belehrt uns darüber, dass der Mensch mit seinem eingeschränkten Sensorium einer solchen Kategorisierung bedarf. Dies ist die Weisheit der fünf Elemente.

Einen auf das Wesentliche reduzierten Überblick über die verschiedenen Phänomene/Welterscheinungen/Zuordnungen zu den fünf Elementen bietet die **Fünf-Elemente-Tabelle** (Tab. 1-1). Diese Tabelle benötigen Sie für die eigentliche Arbeit mit den Anamnesebögen nicht. Sie brauchen Sie daher nicht auswendig zu können. Wichtig ist aber, dass Sie die Theorie der fünf Elemente verinnerlicht haben. Dabei soll Ihnen die Tabelle hilfreich sein. Sie zeigt dem Therapeuten sozusagen, wonach er bei der Diagnosestellung nach den Regeln der TCM zu suchen hat: welches der genannten Organe, welche Funktionen sind gegenüber einer hypothetischen normalen Funktion gestört? In welchem Bezug, in welcher Zuordnung zu den Elementen weist der Patient eine Unregelmäßigkeit auf? Zeigt er auffällige Vorlieben oder Abneigungen? Bevorzugt er bestimmte Jahreszeiten? Wann werden die Symptome schlimmer, welche Klimabedingungen haben welchen Einfluss auf sein Befinden? Gibt es für seine spezielle Symptomatik so genannte Modalitäten, die das Befinden beeinflussen?

All diese Fragen kann ein Patient beantworten, und die Antwort wird nach den Yin- und Yang-Kriterien bewertet, das heißt, sie können als Yin-Überschuss oder -Mangel bzw. als Yang-Überschuss oder -Mangel bewertet werden. Die Summe der Antworten auf diese Fragen führt letzten Endes zur richtigen Diagnosestellung nach den Regeln der TCM, und gerade an diesem schwierigen Punkt wird Ihnen das vorliegende Arbeitskonzept mit den von mir entwickelten Bewertungskriterien in Form von Anamnesebögen wertvolle Hilfe sein.

1.4 Die Organuhr

Die Organuhr (Abb. 1-7) ist eine chinesische Darstellung der so genannten Maximalzeiten der einzelnen Organe, d.h. sie bezeichnet nach chinesischer Vorstellung die **Zeit der maximalen Organaktivität** innerhalb eines Tages von 24 Stunden, gleichzeitig aber auch die Zeit der **optimalen Beeinflussbarkeit.**

Tabelle 1-1 Die Fünf Elemente.

Elemente / Zuordnung	Feuer	Erde	Metall
Yin-Organe	Herz	Milz/Pankreas	Lunge
Yang-Organe	Dünndarm	Magen	Dickdarm
Emotionen	Freude, Lachen, Lust	Sympathie, Sorge, Grübeln, Nachdenklichkeit	Melancholie, Trauer, Sorge
Stimmausdruck	Lachen	Singen	Klagen
Sinnesorgane	Zunge, Sprechen	Mund, Geschmack	Nase, Geruch
Gewebe	Blut Gefäße	Muskeln Fett, Bänder	Haut Körperhaar
Sekrete	Schweiß	Speichel	Schleim
Funktionen	• reguliert den freien Fluss des Blutes durch Sitz von Geist und Seele: Bewusstsein, Gemüt, Gedächtnis • Schlaf, Traum • Optimismus, Pessimismus • Sprechen, Stimme	• Transport und Verdauung der Nahrung • Reife, Stabilität, Fruchtbarkeit • Stabilität und Abdichtung der Gefäße • reinigt das Blut • periphere Durchblutung • äußere Körperform • ernährt die Lebensenergie (Qi) und das Blut	• kontrolliert die Atmung • reguliert die Lebensenergie (Qi) • schützt die Haut • reguliert die Wasserausscheidung • Schweiß, Geruch • schützt die Yin-Organe
Geschmack	bitter	süß	scharf
Geruch	verbrannt	duftend	schimmelig
Farbe	Rot	Gelb	Weiß
Klima, Wetter	Hitze	Nässe	Trockenheit
Temperaturen	heiß	neutral	kühl
Tageszeit	Mittag	Nachmittag	Abend
Jahreszeit	Sommer	Spätsommer	Herbst
Wachstumsphasen	Wachstum und Blüte	Reife und Umwandlung	Ernten
Himmelsrichtung	Süden	Mitte	Westen
Astrologisches Yang-Tier	Pferd	Hund/Schaf	Hahn
Astrologisches Yin-Tier	Schlange	Ochse/Drache	Affe
Yin/Yang	altes Yang	neutral[2]	junges Yin

1 „Ohr, Gehör" ist in beiden Elementen vorhanden, da es sich um ein interaktives Geschehen handelt.
2 „neutral" bedeutet, dass das Element Erde eine Art Mittelfunktion zwischen den Elementen einnimmt.

Tabelle 1-1 Die Fünf Elemente.

Wasser	Holz	Elemente Zuordnung
Niere	Leber	Yin-Organe
Blase	Gallenblase	Yang-Organe
Angst, Willenskraft, Schreck	Ärger, Wut, Zorn	Emotionen
Seufzen	Schreien	Stimmausdruck
Ohr, Gehör[1]	Auge, Sehen (Ohr, Gehör[1])	Sinnesorgane
Haupthaar Knochen, Zähne, Nervensystem, Gehirn	Muskeln Sehnen, Gelenke	Gewebe
Harn	Tränen	Sekrete
• speichert die Lebensenergie (jing) • bewahrt das Potential der Lebensaktivität • ist die Wurzel des Lebens • reguliert Wachstum, Entwicklung, Reifung und Altern • Sexualität und Fruchtbarkeit • scheidet Urin aus	• speichert Blut • Gallefluss • Tränenfluss • freier Fluss von Lebensenergie (Qi) und Blut • harmonisiert die Emotionen	Funktionen
salzig	sauer	Geschmack
faulig	ranzig	Geruch
Blau, Schwarz	Grün	Farbe
Kälte	Wind	Klima, Wetter
kalt	warm	Temperaturen
Nacht	Morgen	Tageszeit
Winter	Frühling	Jahreszeit
Speicherung	Keimen	Wachstumsphasen
Norden	Osten	Himmelsrichtung
Bär	Tiger	Astrologisches Yang-Tier
Ratte	Hase	Astrologisches Yin-Tier
altes Yin	junges Yang	Yin/Yang

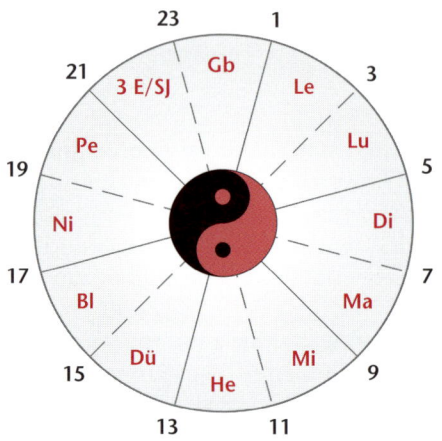

Le	Leber-Meridian	1 bis 3 Uhr
Lu	Lungen-Meridian	3 bis 5 Uhr
Di	Dickdarm-Meridian	5 bis 7 Uhr
Ma	Magen-Meridian	7 bis 9 Uhr
MP	Milz-Meridian (Milz-Pankreas-Meridian)	9 bis 11 Uhr
He	Herz-Meridian	11 bis 13 Uhr
Dü	Dünndarm-Meridian	13 bis 15 Uhr
Bl	Blasen-Meridian	15 bis 17 Uhr
Ni	Nieren-Meridian	17 bis 19 Uhr
Pe	Perikard-Meridian (Kreislauf-Sexus-Meridian)	19 bis 21 Uhr
3E	3Erwärmer-Meridian	21 bis 23 Uhr
Gb	Gallenblasen-Meridian	23 bis 1 Uhr

Abb. 1-7 Die Organuhr.

Wenn ich also einen Patienten beispielsweise mit Leberbeschwerden behandeln will, dann tue ich das am besten zwischen 1 und 3 Uhr morgens (s. Abb. 1-7). Das ist natürlich völlig illusorisch, denn wer will schon um diese Zeit arbeiten. Die Organuhr benennt uns aber auch gleichzeitig eine **sekundäre Zeit,** nämlich die, die dem Organ gegenüberliegt, das würde beispielsweise für die Leber die Zeit von 13 bis 15 Uhr bedeuten. Diese Therapieregel findet heute allerdings kaum noch Anwendung und braucht im Allgemeinen außer in besonders schweren Fällen auch nicht weiter beachtet zu werden. In einem späteren Kapitel wird die Organuhr noch einmal Bedeutung bekommen (s. S. 105 ff.): die einander gegenüberliegenden Organe stehen in einer besonderen Verbindung miteinander, indem sie nämlich Energie voneinander aufnehmen oder aneinander abgeben können.

Die zwölf Hauptmeridiane, auf die ich bereits ausführlich eingegangen bin, sind in der Organuhr im Uhrzeigersinn in ihrer Zuordnung zu den Maximalzeiten dargestellt und weisen daher eine andere Reihenfolge als die eingangs gewählte auf. Sie entspricht der chinesischen Empirie, zeigt aber dabei eine erstaunliche Eigenheit in Bezug auf den Verlauf über den Körper.

Die Organuhr beschreibt **drei Umläufe.** Ein so genannter Umlauf umfasst ein Meridiansystem, bestehend aus jeweils **vier Meridianen,** das nach folgendem Prinzip über den Körper verläuft:

- vom Thorax zur Hand
- von der Hand zum Kopf
- vom Kopf zum Fuß
- vom Fuß zum Thorax.

Der **erste Meridian** eines Umlaufs beginnt in Schulternähe am Thorax und zieht hinunter zur Hand. Von der Hand aus kehrt der **zweite Meridian** um und verläuft über den Arm und die drei Schulterregionen Rückseite, Grat und Vorderseite zum Kopf. Der **dritte Meridian** beginnt am Kopf bzw. am Auge und zieht über die drei Kopfbereiche Gesicht, Scheitel oder Schläfe hinunter zum Fuß, wobei er über die Rumpfvorderseite, die Flanke oder den Rücken verläuft. Der **vierte Meridian** eines Umlaufs beginnt am Fuß und kehrt zum Thorax zurück. Damit schließen sich die Kreisläufe der insgesamt drei Meridiansysteme über den Körper. Der **erste Umlauf** umfasst folgende Organe, Verläufe und Anzahl von Punkten:

Organ	Verlauf	Anzahl der Punkte
Erster Umlauf		
Lunge (Lu)	Thorax → Arm → Hand (Daumen)	11
Dickdarm (Di)	Hand (Zeigefinger) → Arm → Gesicht	20
Magen (Ma)	Gesicht → Rumpf vorne → Bein → Fuß (2. Zehe)	45
Milz-Pankreas (MP)	Fuß (1. Zehe) → Bein → Thorax	21
Zweiter Umlauf		
Herz (He)	Thorax → Arm → Hand (kleiner Finger)	9
Dünndarm (Dü)	Hand (kleiner Finger) → Arm → Gesicht	19
Blase (Bl)	Gesicht → Rumpf hinten → Bein → Fuß (kleiner Zeh)	67
Niere (Ni)	Fuß (Fußsohle) → Bein → Thorax	27
Dritter Umlauf		
Perikard (Pe)	Thorax → Arm → Hand (Mittelfinger)	9
Dreifacher Erwärmer (3E)	Hand (Ringfinger) → Arm → Gesicht	23
Gallenblase (Gb)	Gesicht → Rumpf seitlich → Bein → Fuß (4. Zehe)	44
Leber (Le)	Fuß (1. Zehe) → Bein → Thorax	14

Besonders erwähnenswert, weil für die Diagnosestellung bedeutsam, sind zunächst noch die beiden Extrameridiane, die über die Rumpfmitte verlaufen:		
Du Mai (Du), Lenkergefäß / Gouverneursgefäß	Anus → Rücken → Mund	28
Ren Mai (Ren), Konzeptionsgefäß	Anus → Thorax → Mund	24
		361

Daraus ergibt sich die Gesamtanzahl von **361 regulären Akupunkturpunkten,** die für die Ausübung der TCM von Bedeutung sind. Darin sind nicht enthalten die Extrapunkte sowie die so genannten AhShi-Punkte aus der Schmerztherapie.

1.5 Ausblick

Ich werde im weiteren Verlauf des Buches ausführen,
- wie das chinesische Verständnis von Gesundheit und Krankheit aussieht (Kap. 2.1)
- wie die energetischen Disharmonien aussehen und woran man sie erkennen kann (Kap. 2.2)
- wie wir herausbekommen, in welcher energetischen Situation unser Patient sich zur Zeit befindet (Kap. 3, 4)
- was die einzelnen Akupunkturpunkte in Bezug auf die energetische Situation bewirken und wie demzufolge die Punktauswahl bei einer gegebenen Disharmonie erfolgen muss, sowie die Funktion der Extrameridiane (Kap. 5)
- welche verschiedenen Tonisierungs- und Sedierungstechniken es mit der Nadel gibt (Kap. 6)
- sowie eine Reihe von Fallbeispielen unterschiedlicher Charakteristik vorstellen (Kap. 7).

Zur Anamnese

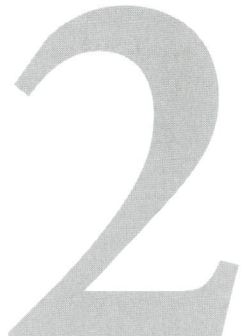

Das relative energetische Gleichgewicht, der sehr seltene Status des gesunden Menschen, ist ein Zustand, der sich auf alle Yin- und Yang-Aspekte in den fünf Elementen Feuer, Erde, Metall, Wasser und Holz bezieht.

Es ist nicht zulässig und auch schlecht möglich, ein Ungleichgewicht mit der Akupunkturnadel auszugleichen und so das Gleichgewicht isoliert in einem einzelnen Element wiederherzustellen, ohne die vier übrigen Elemente zu berücksichtigen. Jeder derartige Versuch würde an einer anderen Stelle Unordnung schaffen.

Der Mensch ist eine Ganzheit, und jede Veränderung eines Teils beeinflusst immer das Ganze. So kann ich einen Yang- oder Hitzeüberschuss im Erde-Element nicht mit den zugeordneten Organen Magen und Milz-Pankreas behandeln, ohne zu berücksichtigen, dass ein solches Ungleichgewicht durch die energetischen Verhältnisse in den übrigen Elementen verursacht sein kann. Ebenso wird ein Eingreifen die anderen Elemente gemäß den Gesetzmäßigkeiten über die Beziehungen von Yin und Yang und den fünf Elementen verändern. Aus diesem Grunde ist es notwendig, eine vollständige Anamnese zu erheben.

Eine Ausnahme von dieser Regel bietet lediglich die rein symptomorientierte Schmerztherapie mit Akupunktur.

Die Anamnese nach den Regeln der TCM beinhaltet:

- Zungendiagnostik
- Pulsdiagnostik
- Diagnostik der Organsymptome, Funktionen, Gewebe, Sinnesorgane, psychischen Symptome und Modalitäten nach den fünf Elementen (Elemente-Anamnesebögen, Kap. 3.2)
- Schmerzanamnese (Kap. 3.3).

Die Anamneseerstellung ergibt sich aus:

- Patientenuntersuchung (U)
- Patientenantworten auf die anamnestischen Fragen
- Patientenbeobachtung und -einschätzung (B).

Die Kennzeichnungen „U" und „B" finden Sie auch in den Anamnesebögen, die Zeilen ohne Kennzeichnung beziehen sich auf Fragen an den jeweiligen Patienten. Als zusätzliche Kennzeichnung, des optischen Überblicks wegen, finden Sie außerdem folgende Symbole für

- Fragen nur an weibliche Patienten (♀)
- Fragen nur an männliche Patienten (♂).

Wie Sie feststellen können, wechseln sich in den Anamnesebögen Zeilenblöcke mit „U" oder „B" bzw. Blöcke ohne Kennzeichnung durch alle Seiten hindurch immer wieder ab, durch die erforderlichen Subunterteilungen der Anamnesebögen in z. B. Organsymptome, Funktionen, Gewebe usw. Für die Anamneseerstellung in der Praxis empfiehlt es sich daher natürlich, die Untersuchungen am Patienten zusammenhängend durchzuführen, um dann bei den einzelnen Fragestellungen und Patientenbeobachtungen die Untersuchungsergebnisse bereits vorliegen zu haben und damit einen häufigen Wechsel zwischen Frage, Untersuchung und Beobachten zu vermeiden.

Vor den einzelnen Seiten zur Zungen- und Pulsdiagnostik (s. S. 30 ff. bzw. 32 ff.) finden Sie eine Zusammentragung der erforderlichen „Grunduntersuchungen", entsprechend der Kennzeichnungen in den Elemente-Anamnesebögen unter „U".

Erst nach Abschluss dieser Untersuchungen empfiehlt es sich, die Anamnese mit den Fragestellungen an den Patienten sowie mit der Patientenbeobachtung fortzusetzen, um eine wechselfreie und damit ruhige und entspannte Atmosphäre zu schaffen.

2.1 Die Grundregeln

Grundregel 1: Gesundheit ist der Zustand des relativen energetischen Gleichgewichtes von Yin und Yang in den 5 Elementen Feuer, Erde, Metall, Wasser, Holz (Abb. 2-1).

Grundregel 2: Krankheit entsteht durch ein akutes oder chronisches energetisches Ungleichgewicht, das der Körper nicht oder nicht sofort kompensieren kann. Es wird durch innere oder äußere pathogene Faktoren ausgelöst, wie die Ernährung, das Klima, der Umgang mit Menschen und so weiter.

Grundregel 3: Ein energetisches Ungleichgewicht ist ein Überschuss oder Mangel an Yin, ein Überschuss oder Mangel an Yang oder eine Mischung daraus.

- Yin-Exzess ↔ Yang-Exzess
- Yang-Mangel ↔ Yin-Mangel
- Yin-Stagnation ↔ Überaktives Yang
- Qi-Mangel ↔ Qi-Exzess

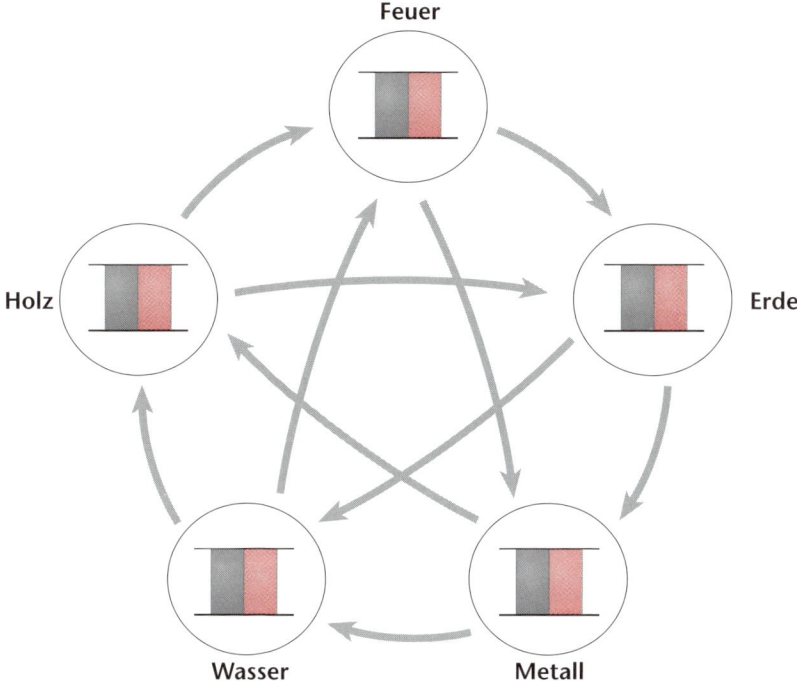

Abb. 2-1 Gleichgewicht von Yin und Yang.

Grundregel 4: Ein energetisches Ungleichgewicht zeigt sich durch Symptome.

Grundregel 5: Die Symptome treten in dem Element auf, in dem das Ungleichgewicht vorliegt. Den Elementen sind die Organe, Gewebe, Sinnesorgane, Sekrete des Köpers sowie Emotionen, Äußerungen und die Körperfunktionen zugeordnet. Der Yin-Ernährer zeigt an, wodurch die Energie eines Elementes normalerweise aufgefüllt wird (Tab. 2-1).

Grundregel 6: Die Symptome können auf körperlicher und/oder seelischer und/oder geistiger Ebene auftreten:

- Organ, Gewebe, Sinnesorgan, Funktionen
- Emotionen, daraus resultierendes Verhalten, Stimmausdruck
- Vorlieben und Aversionen, Funktionen.

Grundregel 7: Ein energetisches Ungleichgewicht verändert auch das Aussehen, den Puls und die Zunge des Betroffenen.

Grundregel 8: Den aktuellen energetischen Zustand eines Patienten erfahren wir durch Anamnese, Inspektion, Zungendiagnostik und Pulsdiagnostik.

Grundregel 9: Die Anamnese leitet sich aus den Zuordnungen zu den fünf Elementen ab.

Tabelle 2-1 Die Fünf Elemente: Auswahl der Zuordnungen

Elemente / Zuordnung	Feuer	Erde	Metall
Yin-Organe	Herz	Milz / Pankreas	Lunge
Yang-Organe	Dünndarm	Magen	Dickdarm
Gewebe	Blut + Gefäße	Glatte Muskulatur, Fett, Bänder	Haut, Körperhaar
Sinnesorgan	Zunge	Mund	Nase
Sinnesfunktion	Sprechen	Geschmack	Riechen
Sekrete	Schweiß	Speichel	Schleim
Emotion	Freude, Lachen, Lust	Sorge, Grübeln, Kopfzerbrechen	Melancholie, Trauer, Sorge
Stimmausdruck	Lachen	Singen	Klagen
Funktionen	• reguliert den freien Fluss des Blutes durch die Gefäße • Sitz von Geist und Seele: Bewusstsein, Gemüt, Gedächtnis • Schlaf und Träume • Optimismus, Pessimismus • Sprechen, Stimme	• Transport und Verdauung der Nahrung • Reife, Stabilität, Fruchtbarkeit • reinigt das Blut • Stabilität und Abdichtung der Gefäße • periphere Durchblutung und äußere Körperform • ernährt die Lebensenergie Qi	• kontrolliert die Atmung • reguliert die Lebensenergie Qi • schützt die Yin-Organe • schützt die Haut • reguliert die Wasserausscheidung • Schweiß und Geruch
Farbe	Rot	Gelb	Weiß
Geschmack	bitter	süß	scharf
Yin-Ernährer	Schlaf	Essen	Atmen

Wasser	Holz	Elemente
		Zuordnung
Niere	Leber	Yin-Organe
Blase	Gallenblase	Yang-Organe
Haupthaar, Knochen, Zähne, Nerven, Gehirn	quer gestreifte Muskulatur, Sehnen, Gelenke	Gewebe
Ohr	Auge	Sinnesorgan
Gehör	Sehen	Sinnesfunktion
Harn	Tränen	Sekrete
Angst, Schreck, Willenskraft	Ärger, Wut, Zorn	Emotion
Seufzen	Schreien	Stimmausdruck
• speichert die Lebenskraft *jing* • bewahrt das Potential der Lebensaktivität • ist die Wurzel des Lebens • reguliert Wachstum, Entwicklung, Reifung und Altern • Sexualität und Fruchtbarkeit • scheidet Urin aus	• speichert Blut • reguliert den Gallefluss, Tränenfluss • reguliert den freien Fluss der Lebensenergie Qi und des Blutes • harmonisiert die Emotionen	Funktionen
Schwarz, Blau	Grün	Farbe
salzig	sauer	Geschmack
Trinken	Kommunikation	Yin-Ernährer

2.2 Die acht Disharmonien

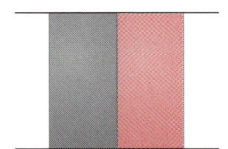

Yin und Yang können acht verschiedene Disharmonien ausbilden, die graphisch dargestellt werden können. Die acht Disharmonien lassen sich in zwei Kategorien (Yin-Muster und Yang-Muster) mit jeweils vier Zuständen einteilen. Das Grundmuster besteht aus Yin und Yang im Gleichgewicht (Abb. 2-2).

Die **Yin-Muster** (Abb. 2-3) sind gekennzeichnet durch eine allgemeine Verlangsamung und schließlich Schwächung, Dämpfung und Erschöpfung der Lebensprozesse und Degeneration. Bei diesen Mustern ist Yin stärker als Yang.

Die **Yang-Muster** (Abb. 2-3) sind gekennzeichnet durch eine allgemeine Beschleunigung und schließlich Übersteigerung, Überaktivität, Entzündung und Verbrauch der Lebensprozesse. Bei diesen Mustern ist Yang stärker als Yin.

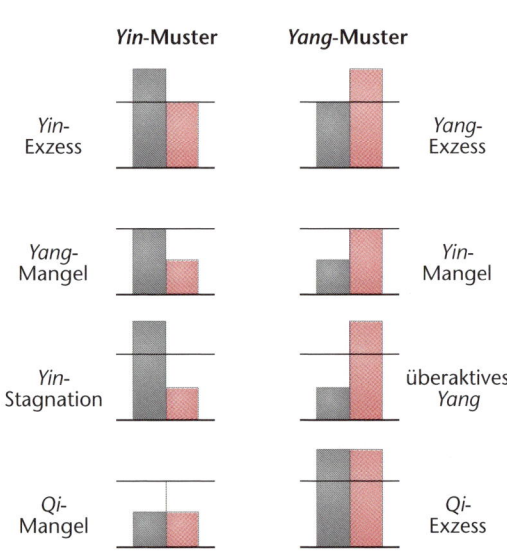

Abb. 2-3 Yin und Yang im Ungleichgewicht.

Die Unterscheidung der acht Disharmoniemuster und ihre Zuordnung zu den fünf Elementen ist die Grundlage für das Erkennen der körperlich-seelischen „Landschaft" eines Patienten.

Das Herausfinden des entsprechenden Yin- oder Yang-Musters (Yin-Yang-Ungleichgewichts) bei einem Patienten erfolgt mit Hilfe der Anamnesebögen, die so konzipiert sind, dass sie nach der vollständigen Anamnese die betreffende Disharmonie zum Ergebnis haben, z.B.:
Yin vermindert (↓) und Yang vermindert (↓), oder Yin erhöht (↑) und Yang erhöht (↑) usw.

Die **Beschreibung** der acht Disharmoniemuster folgt dem nachstehenden Beispiel.

- Bewegungen und Emotionen: Tempo und Kraft
- Schmerzen: Reaktionen auf Temperatur und Druck
- Urinbeschaffenheit: Tönung, Menge
- Zunge: Farbe, Belag
- Puls: Kraft, Tempo.

Die Kategorien „Emotionen" und „Schmerzen" beziehen sich natürlich auf die jeweiligen Gefühle bzw. Organe, die den fünf Elementen zugeordnet sind (Tab. 2-2; s. a. Tab. 1-1, S. 16 f.).

Tabelle 2-2 Die den fünf Elementen zugeordneten Gefühle bzw. Organe.

Element	Organ	Emotion
Feuer	Herz, Dünndarm	Freude, Lachen, Lust
Erde	Milz-Pankreas, Magen	Sympathie, Sorge, Grübelei
Metall	Lunge, Dickdarm	Melancholie, Trauer, Sorge
Wasser	Niere, Blase	Angst, Willenskraft, Schreck
Holz	Leber, Gallenblase	Wut, Ärger, Zorn

Das bedeutet, dass sich die emotionalen Äußerungen entsprechend der Disharmoniemuster verändern: z.B. wird Freude nur selten und verhalten oder überschwänglich gezeigt, Sorge und Grübelei bestimmen das Wesen des Patienten, Trauer bricht sich mit großer Kraft Bahn, die Willenskraft äußert sich sehr dominierend oder verhalten, Ärger und Zorn sind zwar vorhanden, werden aber vom Patienten kaum mehr wahrgenommen oder bestimmen sein Wesen usw.
Auch die mit den Emotionen verbundenen Bewegungen sowie die Bewegungen allgemein sind von diagnostischer Bedeutung: z.B. Lebhaftigkeit und Ausdrucksstärke stehen eingeschränkter Beweglichkeit und Verspannungen gegenüber.
Zum anderen sind die Schmerzqualitäten und -reaktionen in den Organen zu beachten, die zu den Elementen gehören: Wird z.B. der Magenschmerz durch Wärme besser oder schlimmer, bringt Druck eine Erleichterung oder darf die Region über dem schmerzenden Organ nicht berührt werden?
Eine Beantwortung dieser Fragen mit Hilfe der Anamnesebögen ermöglicht die umfassende Beurteilung und Bewertung eines Krankheitsbildes in den Kategorien von Yin und Yang in den fünf Elementen.
Tabellarisch kann man die Yin- und Yang-Ungleichgewichte folgendermaßen darstellen:

Tabelle 2-3 Disharmoniemuster

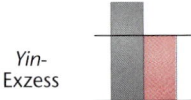

Yin-
Exzess

- Bewegungen und Emotionen: langsam, kraftvoll
- Schmerzen: Verbesserung durch Wärme, Verschlechterung durch Druck
- Urin: klar, spärlich
- Zunge: blass, dicker Belag
- Puls: voll, langsam

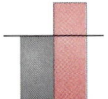

Yang-
Exzess

- Bewegungen und Emotionen: schnell, kraftvoll
- Schmerzen: Verbesserung durch Kälte, Verschlechterung durch Druck
- Urin: dunkel, spärlich
- Zunge: rot, dicker Belag
- Puls: voll, kräftig, schnell

Yang-
Mangel

- Bewegungen und Emotionen: langsam, schwächlich
- Schmerzen: Verbesserung durch Wärme und Druck
- Urin: klar, reichlich
- Zunge: blass, wenig/kein Belag
- Puls: leer, langsam

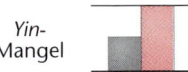

Yin-
Mangel

- Bewegungen und Emotionen: schnell, zart, schwach
- Schmerzen: Verbesserung durch Kälte und Druck
- Urin: dunkel, reichlich
- Zunge: rot, wenig Belag
- Puls: fein, schnell

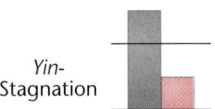

Yin-
Stagnation

- Bewegungen und Emotionen: langsam, zart, bedächtig, schwächlich, seicht
- Schmerzen: Verbesserung durch Wärme
- Urin: klar
  - spärlich (vor allem Yin↑)
  - reichlich (vor allem Yang↓)
- Zunge: blass
  - dicker Belag (vor allem Yin↑)
  - dünner Belag (vor allem Yang↓)
- Puls: langsam
  - kräftig (vor allem Yin↑)
  - schwach (vor allem Yang↓)

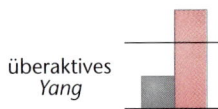

überaktives
Yang

- Bewegungen und Emotionen: schnell, nervös, schwächlich
- Schmerzen: Verbesserung durch Kälte, Verschlechterung durch Druck
- Urin: dunkel
  - reichlich (vor allem Yin↓)
  - spärlich (vor allem Yang↑)
- Zunge: rot
  - wenig Belag (vor allem Yin↓)
  - dicker Belag (vor allem Yang↑)
- Puls: schnell
  - fein (vor allem Yin↓)
  - voll (vor allem Yang↑)

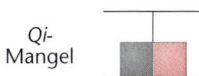

Qi-
Mangel

- Bewegungen und Emotionen: schwächlich, benommen
- Schmerzen: Verbesserung durch Wärme und Druck
- Urin: reichlich
  - dunkel (vor allem Yin↓)
  - klar (vor allem Yang↓)
- Zunge: wenig Belag
  - rötlich (vor allem Yin↓)
  - blass (vor allem Yang↓)
- Puls: fein
  - schnell (vor allem Yin↓)
  - langsam (vor allem Yang↓)

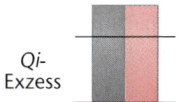

Qi-
Exzess

- Bewegungen und Emotionen: kräftig, wirr
- Schmerzen: Verschlechterung durch Druck
- Urin: spärlich
- Zunge: dicker Belag
- Puls: voll, kräftig

	Yin ↑	Yin ↓	Yang ↑	Yang ↓
Yin-Exzess	↑			
Yang-Mangel				↓
Yin-Stagnation	↑			↓
Qi-Mangel		↓		↓
Yang-Exzess			↑	
Yin-Mangel		↓		
Überaktives Yang		↓	↑	
Qi-Exzess	↑		↑	

Tabelle 2-4 Yin- und Yang-Ungleichgewichte.

An Stelle der Bezeichnungen der Ungleichgewichte stehen dann die entsprechenden Symptome, die auf das jeweilige Ungleichgewicht hinweisen.

Allgemein lassen sich die Reaktionsweisen des Yin- bzw. Yang-betonten Typus wie in Tabelle 2-5 einteilen.

Anhand dieser Tabelle lässt sich natürlich auch erst einmal nur eine ungenaue Einteilung eines Menschen vornehmen, denn das Fehlen von Yin/Yang lässt nicht automatisch den Rückschluss auf einen Überschuss von Yang/Yin zu. Die Fragen, die sich der Therapeut zu stellen hat, lauten: liegt ein Yin-Überschuss oder ein Yin-Mangel, ein Yang-Überschuss oder ein Yang-Mangel vor? In welcher Relation stehen Yin und Yang zueinander? Und wie sieht es in jedem einzelnen Element aus?

Tabelle 2-5 Reaktionsweisen des Yin- bzw. Yang-betonten Typus.

Yin-Typus	Yang-Typus
introvertiert	extrovertiert
abwartend	impulsiv
gefühlsbetont	willensbetont
langsam	schnell
sorgfältig	improvisierend
sicherheitsbetont	wagemutig
defensiv	aggressiv
liebt Warmes	bevorzugt Kühles
zuverlässig	unzuverlässig
ausdauernd	faul
ruhig	kraftvoll
zögernd	schnell entschlossen
gelassen	aufbrausend
treu	untreu
degenerativ	fiebrig
chronisch	akut
phlegmatisch	cholerisch
träge	temperamentvoll
kraftlos	kraftvoll
leise, schwache Stimme	laute, polternde Stimme
einsilbig	schwatzhaft
emotional	rational
kühl	hitzig
geordnet	wirr

2.3 Zungendiagnostik

Die Zungendiagnostik gehört neben der Pulsdiagnostik zu den Grunduntersuchungen der TCM. So wie die Iris, das Auge, die Ohrmuschel oder Hände und Füße ist auch die Zunge ein Repräsentationsorgan für den ganzen Körper und seine Organe.

Zur Befunderhebung gehören die Lokalisation des Befundes und damit die Elemente-Zuordnung (Abb. 2-4).

Die Zungendiagnostik dient der Vertiefung und Absicherung einer Diagnose. Gegenstand dieser Diagnosemethode ist:

- Beschaffenheit des Zungenkörpers: Farbe, Feuchtigkeit und Form.
- Beschaffenheit des Zungenbelags: Dicke, Farbe und Struktur (Tab. 2-6).

Diese Auflistung erscheint auch in dem Anamnesebogen „Zungendiagnostik". Erklärungen und Beispiele dazu finden Sie im Kapitel „Arbeiten mit den Anamnesebögen" (s. S. 35 ff.).

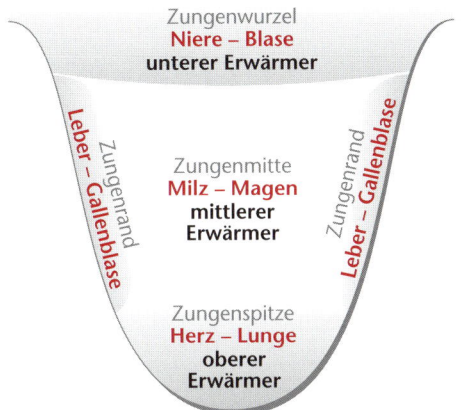

Abb. 2-4   Die Zunge mit ihren organdiagnostischen Teilbereichen.

Befund	Bewertung			
Tabelle 2-6 Bewertungskriterien für die Beschaffenheit von Zungenkörper und -belag.				
Zungenkörper				
rot	Yang-Exzess			Yang ↓	
blass	Yin-Exzess	Yin ↑			
scharlachrot	überaktives Yang		Yin ↓	Yang ↑	
violett	Yin-Stagnation	Yin ↑			Yang ↓
sehr feucht	Yin-Stagnation	Yin ↑			Yang ↓
sehr trocken	überaktives Yang		Yin ↓	Yang ↑	
dick (Zahnabdrücke)	Yin-Exzess	Yin ↑			
dünn	Yin-Mangel		Yin ↓		
rissig rot	überaktives Yang		Yin ↓	Yang ↑	
rissig blass	Qi-Mangel		Yin ↓		Yang ↓
rau	überaktives Yang		Yin ↓	Yang ↑	
unbeweglich	Yang-Exzess			Yang ↑	
zitternd	Yin-Mangel		Yin ↓		

Befund	Bewertung				
Zungenbelag					
dick	Qi-Exzess	Yin ⬆		oder Yang 🔺	
dünn	Qi-Mangel		Yin ⬇	oder Yang 🔺	
wie ölig	Yin-Exzess	Yin ⬆			
ungleichmäßig	Yin-Mangel		Yin ⬇		
weiß	Yin-Exzess	Yin ⬆			
gelb	Yang-Exzess			Yang 🔺	
grau auf rot	überaktives Yang		Yin ⬇	Yang 🔺	
grau auf blass	Yin-Stagnation	Yin ⬆			Yang 🔻

2.4 Pulsdiagnostik

Ein weiterer Grundpfeiler der chinesischen Untersuchungsmethoden ist die Pulsdiagnostik. Hier finden wir an **zwölf Tastpositionen** Repräsentationsstellen für die zehn Organe der fünf Elemente sowie Yin- und Yang-Aspekt von Blase und Niere (Abb. 2-5).

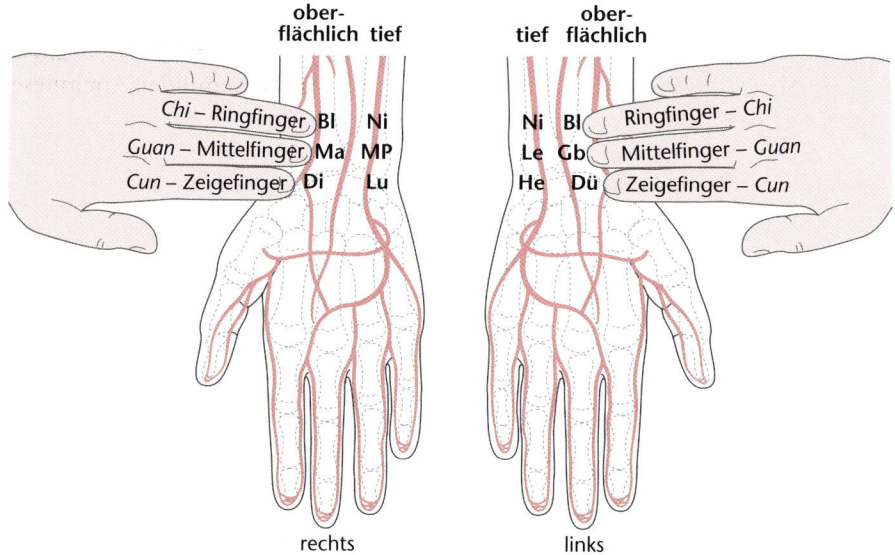

Abb. 2-5 Tastpositionen zur Pulsdiagnose.

Die Taststellen an der linken Hand des Patienten werden mit Zeige-, Mittel- und Ringfinger der rechten Hand des Therapeuten getastet und umgekehrt. Dabei beginnt die Pulsdiagnostik mit dem Mittelfinger proximal des Radialisköpfchens, der Zeigefinger wird distal des Radialisköpfchens gesetzt, und der Ringfinger im gleichen Abstand wie zwischen Mittel- und Zeigefinger proximal davon.

An diesen sechs Taststellen wird einmal oberflächlich und einmal tief getastet:

- Oberflächlich heißt: bis zum Ertasten der ersten Pulswelle
- Tief heißt: bis zum Unterdrücken der letzten Pulswelle

Die wichtigsten **Diagnosekriterien** sind:

Frequenz	• schnell (mehr als fünf Schläge pro Atemzug) • langsam (weniger als vier Schläge pro Atemzug)
Volumen	• groß (sehr klar tastbar) • fein (fadenförmig, aber klar tastbar)
Tiefe	• oberflächlich (der Puls ist tastbar, wenn der Therapeut die Finger nur auflegt) • tief (der Puls ist nur schwer und in der Tiefe tastbar)
Kraft	• voll (breit und kräftig) • leer (breit und kraftlos)

Diese Auflistung erscheint im Anamnesebogen „Pulsdiagnostik". Erklärungen und Beispiele dazu finden Sie ebenfalls im Kapitel „Arbeiten mit den Anamnesebögen" (s. S. 87 ff.).

Anamnesebögen

3

Die Anamnesebögen im folgenden Kapitel bestehen neben der Zungendiagnostik und der Pulsdiagnostik aus den fünf Elemente-Anamnesebögen Feuer, Erde, Metall, Wasser und Holz sowie der Schmerzanamnese.

Für eine vollständige Patientenanamnese benötigen Sie einen Satz Anamnesebögen, wie oben stehend plus Auswertungshilfe und Auswertungsbogen (zum Kopieren S. 197 ff. bzw. zum Ausdrucken oder Ausfüllen von der beiliegenden CD).

Zum Markieren in den Anamnesebögen erhalten Sie in diesem und im nachfolgenden Kapitel mehrere Beispiele, um Sie mit der Praxis vertraut zu machen. Zunächst sei jedoch Folgendes angemerkt:

Die Antwortmöglichkeiten auf die anamnestischen Fragen bzw. Beobachtungen und Untersuchungen in den Spalten Yin und Yang beinhalten, jeweils durch Pfeile gekennzeichnet:

Eine Markierungsmöglichkeit: Wenn die entsprechende Frage vom Patienten bejaht wird oder Sie aufgrund Ihrer Beobachtung die Frage bejahen. **Bei Verneinung wird nicht markiert.**

Zwei Markierungsmöglichkeiten: Es wird markiert, wenn die entsprechende Frage vom Patienten bejaht wird oder Sie aufgrund Ihrer Beobachtung die Frage bejahen, dann jedoch **immer beide Pfeile** markieren. Bei Verneinung wird keiner der beiden Pfeile markiert.

Drei Markierungsmöglichkeiten mit der Alternativbestimmung „oder" zwischen Yin ↑ und Yin ↓ oder zwischen Yang ↑ und Yang ↓ (= 3 Pfeile): Hier müssen weitere Fragen zu dem entsprechenden Symptom gestellt werden, denn erst die nähere Definition des genannten Symptoms entscheidet darüber, ob der Überschuss „oder" der Mangel das Symptom bestimmt.

3.1 Anamnesebögen Zungen- und Pulsdiagnostik

In den Bögen zur Zungen- und Pulsdiagnostik muss zusätzlich zu den Markierungsmöglichkeiten die **Zuordnung zum jeweiligen Element** erfolgen, denn die energetischen Verhältnisse in den Elementen sind es, die uns schließlich Aufschluss über mögliche Disharmonien geben.

Neben jedem Kreis finden Sie deshalb eine **Linie,** auf der das zutreffende Element zu notieren ist, und zwar:

F	Feuer
E	Erde
M	Metall
W	Wasser
H	Holz

Die Zuordnungen zu den entsprechenden Elementen ersehen Sie aus den in den Anamnesebögen eingefügten Zeichnungen.

3.1.1 Anamnesebogen Zungendiagnostik

Der Elemente-Bezug bei der Zungendiagnostik lautet wie folgt:

- Zungenspitze → Feuer und Metall
- Zungenseiten → Holz
- Zungenmitte → Erde
- Zungenwurzel → Wasser.

Die gleichzeitige Zuordnung von Feuer und Metall zur Zungenspitze entspricht der Tatsache, dass die Zunge in die 3Erwärmer-Bereiche eingeteilt ist, wobei der obere Erwärmer die Organe Herz (Feuer) und Lunge (Metall) umfasst. Zur Verifizierung klären Sie bitte, ob Herz- oder Atemwegsbeschwerden vorliegen.

Zungendiagnostik	Yin ↑	Yin ↓	Yang ↑	Yang ↓
Über den Elemente-Bezug (Feuer, Erde, Metall, Wasser, Holz) (bitte sorgfältig auf der Linie notieren) entscheidet die betroffene Lokalisation.				
Zungenkörper				
rot			↑ ____	
blass	↑ ____			
scharlachrot		↓ ____	↑ ____	
violett	↑ ____			↓ ____
sehr feucht	↑			↓ ____
sehr trocken		↓ ____	↑ ____	
dick, mit Zahnabdrücken	↑ ____			
dünn, schmal		↓		
rissig und rot		↓ ____	↑ ____	
rissig und blass		↓ ____		↓ ____
rau		↓ ____	↑ ____	
unbeweglich			↑	
zitternd		↓ ____		
Zungenbelag				
dick	↑ ____		↑ ____	
dünn		↓ ____		↓ ____
wie ölig	↑ ____			
ungleichmäßig		↓ ____		
weiß	↑ ____			
gelblich			↑ ____	
grau auf rot		↓ ____	↑	
grau auf blass	↑ ____			↓ ____

Yin- und Yang-Summen Zungendiagnostik:		Yin ↑ / ↓	Yang ↑ / ↓				
	F =			F	F	F	F
	E =			E	E	E	E
	M =			M	M	M	M
	W =			W	W	W	W
	H =			H	H	H	H

3.1.2 Anamnesebogen Pulsdiagnostik

Elemente-Bezug bei der Pulsdiagnostik:

Patientenhand rechts		Patientenhand links
Wasser	Ringfinger-Taststelle	Wasser
Erde	Mittelfinger-Taststelle	Holz
Metall	Zeigefinger-Taststelle	Feuer

Pulsdiagnostik	Yin ↑	Yin ↓	Yang ↑	Yang ↓
Über den Elemente-Bezug (Feuer, Erde, Metall, Wasser, Holz) (bitte sorgfältig auf der Linie notieren) entscheidet die betroffene Lokalisation der Pulstaststelle. 				
Frequenz				
schnell			↑ ——	
langsam	↑ ——			
Volumen				
groß, klar	↑ ——		↑ ——	
fein		↓ ——		↓ ——
Tiefe				
oberflächlich		↓ ——	↑ ——	
tief	↑ ——			↓ ——
Kraft				
leer, kraftlos		↓ ——		↓ ——
voll, kräftig	↑ ——		↑ ——	

	Yin ↑ / ↓	Yang ↑ / ↓				
Yin- und Yang-Summen Pulsdiagnostik:	F =		F	F	F	F
	E =		E	E	E	E
	M =		M	M	M	M
	W =		W	W	W	W
	H =		H	H	H	H

3.2 Element-Anamnesebögen

Die Anamnesebögen sind in sich unterteilt nach Organsymptomen, Funktionen, Geweben, Sinnesorganen, psychischen Symptomen und Modalitäten. Die Modalitäten haben eine ggf. ergänzende Bedeutung, wenn das Anamnese-Ergebnis nicht eindeutig ist; sie sind bei weitem nicht so stark gewichtet wie die übrigen Ergebnisse.

3.2.1 Anamnese zum Element Feuer

Die Anamnese für das Element Feuer bezieht sich vor allem auf die Herz-Kreislauf-Funktionen, die Körpertemperatur, den Schlaf, die Dünndarmfunktionen sowie auf das Sprechen. Die Modalitäten beziehen sich auf die Farbe Rot und den Geschmack bitter.
Yin-Ernährer ist das Schlafen: es kann sinnvoll sein, weniger zu schlafen.

Element / Zuordnung	Feuer
Yin-Organ	Herz
Yang-Organ	Dünndarm
Gewebe	Blut + Gefäße
Sinnesorgan	Zunge, Sprechen
Sekrete	Schweiß
Emotion	Freude, Lachen, Lust
Stimmausdruck	Lachen
Funktionen	• reguliert den freien Fluss des Blutes durch die Gefäße • Sitz von Geist und Seele: Bewusstsein, Gemüt, Gedächtnis • Schlaf und Träume • Optimismus, Pessimismus • Sprechen, Stimme
Farbe	rot
Geschmack	bitter
Yin-Ernährer	Schlaf

Beispiele

Die obere Tabelle ist jeweils ein Auszug aus der 5-Elemente-Tabelle, die Tabellen darunter ergeben insgesamt den Anamnesebogen zum Element Feuer.

Herz-Kreislauf-System

Element	Feuer
Zuordnung	
Yin-Organ	Herz
Gewebe	Blut, Gefäße
Funktionen	reguliert den freien Fluss des Blutes durch die Gefäße

Symptome	Yin ↑	Yin ↓	Yang ↑	Yang ↓
Hypertonie (U)	↑		↑	oder ↓
Tachykardie, > 100 in Ruhe (U)	↑	oder ↓		↓
Arrhythmie (U)	↑	oder ↓		↓
leichte Tachykardie, > 80 in Ruhe (U)		↓		
Bradykardie (U)	↑			
Herzklopfen		↓		↓
Herzinsuffizienzzeichen (B)				↓
Koronarsklerose	↑			↓
Angina pectoris	↑			↓
Perikarditis	↑			↓

U = Untersuchung, B = Beobachtung

Der Patient hat essentielle Hypertonie, der Ruhepuls liegt zwischen 60 und 80.

	Yin ↑	Yin ↓	Yang ↑	Yang ↓
Hypertonie (U)	(↑)		(↑)	oder ↓
Tachykardie, > 100 in Ruhe (U)	↑	oder ↓		↓
Auswertung	1	0	1	0
	→ Qi-Exzess. Es ist kein Yang-Mangel, weil der Patient keine Tachykardie hat.			

U = Untersuchung

Der Patient hat eine essentielle Hypertonie sowie einen Ruhepuls von 108.

	Yin ↑	Yin ↓	Yang ↑	Yang ↓
Hypertonie (U)	(↑)		↑	oder (↓)
Tachykardie, > 100 in Ruhe (U)	(↑)	oder ↓		(↓)
Auswertung	2	0	0	2
	→ Yin-Stagnation			

U = Untersuchung

Der Patient hat einen Ruhepuls von 108.

	Yin ⬆	Yin ⬇	Yang ⬆	Yang ⬇
Tachykardie, > 100 in Ruhe (U)	⬆	oder ⬇		⬇
Auswertung	0	1	0	1
	→ Qi-Mangel, weil der Patient keine Hypertonie hat.			

U = Untersuchung

Der Patient hat einen Bluthochdruck sowie einen Ruhepuls von 108 sowie nach einer Koronarsklerose inzwischen Angina pectoris.

	Yin ⬆	Yin ⬇	Yang ⬆	Yang ⬇
Hypertonie (U)	⬆		⬆	oder ⬇
Tachykardie, > 100 in Ruhe (U)	⬆	oder ⬇		⬇
Koronarsklerose	⬆			⬇
Angina pectoris	⬆			⬇
Auswertung	4	0	0	4
	→ Yin-Stagnation, auf Grund der pathogenetischen Entwicklung ausgeprägt.			

U = Untersuchung

Der Patient klagt über Herzklopfen.

	Yin ⬆	Yin ⬇	Yang ⬆	Yang ⬇
Herzklopfen		⬇		⬇
Auswertung	0	1	0	1
	→ Qi-Mangel			

Körpertemperatur

Element Zuordnung	Feuer
Gewebe	Blut + Gefäße
Sekrete	Schweiß
Funktionen	reguliert den freien Fluss des Blutes durch die Gefäße

Symptome	Yin ↑	Yin ↓	Yang ↑	Yang ↓
Fieber, Hitze, Rötung (U)		↓	↑	
wenig Schwitzen trotz Fieber	↑			
viel Schwitzen bei Fieber			↑	
erniedrigte Temperatur (U)		↓		↓
Frösteligkeit				↓
kalte Hände und Füße				↓
blasse, zyanotische Haut (B)		↓		↓
Akrozynose (B)	↑			
Hyperhidrosis		↓	↑	oder ↓
Schwitzen spontan				↓
Nachtschweiß		↓		

U = Untersuchung, B = Beobachtung

Der Patient schwitzt viel, wenn es warm ist oder er körperlich aktiv ist.

	Yin ↑	Yin ↓	Yang ↑	Yang ↓
Hyperhidrosis		↓	↑	oder ↓
Auswertung	0	1	1	0
	→ überaktives Yang			

Der Patient schwitzt spontan, z. B. vor Aufregung oder Schüchternheit.

	Yin ↑	Yin ↓	Yang ↑	Yang ↓
Hyperhidrosis		↓	↑	oder ↓
Schwitzen spontan				↓
Auswertung	0	1	0	2
	→ Qi-Mangel			

Der Patient hat Fieber mit Nachtschweiß.

	Yin ↑	Yin ↓	Yang ↑	Yang ↓
viel Schwitzen bei Fieber			↑	
Nachtschweiß		↓		
Auswertung	0	1	1	0
	→ überaktives Yang			

Der Patient hat Fieber, schwitzt aber nicht.

	Yin ⤊	Yin ⤋	Yang ⤊	Yang ⤋
wenig Schwitzen trotz Fieber	(⤊)			
Auswertung	1	0	0	0
	→ Yin-Exzess			

Der Patient hat eine Perikarditis mit massivem Nachtschweiß.

	Yin ⤊	Yin ⤋	Yang ⤊	Yang ⤋
Perikarditis	(⤊)			(⤋)
Hyperhidrosis		(⤋)	⤊	oder (⤋)
Nachtschweiß		(⤋)		
Auswertung	1	2	0	2
	→ v.a. Qi-Mangel; der Patient braucht auch viel Schlaf, weil Schlaf der Yin-Ernährer im Element Feuer ist.			

Schlafverhalten

Element ⟍ Zuordnung	Feuer
Funktionen	Schlaf und Träume

Symptome	Yin ⤊	Yin ⤋	Yang ⤊	Yang ⤋
Durchschlafschwierigkeiten		⤋		⤋
Schlafstörungen		⤋		⤋
chronische Schlaflosigkeit	⤊	oder ⤋		
akute Schlaflosigkeit			⤊	
braucht viel Schlaf, > 8 Stunden		⤋		⤋
je mehr Schlaf, desto verschlafener	⤊			⤋
immer müde				⤋
Alpträume		⤋		
exzessives Träumen		⤋		
Morgenmuffeligkeit		⤋		⤋
Ruhelosigkeit		⤋		⤋

Patient leidet unter Durchschlafschwierigkeiten und braucht mindestens 10 Stunden Schlaf.

	Yin ↑	Yin ↓	Yang ↑	Yang ↓
Durchschlafschwierigkeiten		↓		↓
braucht viel Schlaf, > 8 Stunden		↓		↓
Auswertung	0	2	0	2
	→ Qi-Mangel			

Patient leidet unter chronischer Schlaflosigkeit. Morgens kommt er besonders schwer in Gang.

	Yin ↑	Yin ↓	Yang ↑	Yang ↓
chronische Schlaflosigkeit	↑	oder ↓		
Morgenmuffeligkeit		↓		
Auswertung	0	2	0	0
	→ Yin-Mangel			

Der Patient ist umso verschlafener, je mehr er schläft, ist aber trotzdem immer müde.

	Yin ↑	Yin ↓	Yang ↑	Yang ↓
je mehr Schlaf, desto verschlafener	↑			↓
immer müde				↓
Auswertung	1	0	0	2
	→ Yin-Stagnation			

Dünndarm

Element	Feuer
Zuordnung	
Yang-Organ	Dünndarm

Symptome	Yin ↑	Yin ↓	Yang ↑	Yang ↓
Meteorismus	↑			
Darmkoliken			↑	
dünndarmbedingte Diarrhö			↑	
Erbrechen			↑	
M. Crohn			↑	

Der Patient hat eine Gärungsdyspepsie mit Blähungen und Durchfall.

	Yin ↑	Yin ↓	Yang ↑	Yang ↓
Meteorismus	(↑)			
dünndarmbedingte Diarrhö			(↑)	
Auswertung	1	0	1	0
	→ Qi-Exzess			

Psyche

Element Zuordnung	Feuer
Sinnesorgan	Zunge, Sprechen
Emotion	Freude, Lachen, Lust
Stimmausdruck	Lachen
Funktionen	Sitz von Geist und Seele: Bewusstsein, Gemüt, Gedächtnis Optimismus, Pessimismus Sprechen, Stimme

Symptome	Yin ↑	Yin ↓	Yang ↑	Yang ↓
laut und geschwätzig (B)			↑	
laut und schweigsam (B)				↓
leise und geschwätzig (B)	↑			
leise und schweigsam (B)		↓		
lacht und redet viel		↓		↓
schwache, zittrige Stimme		↓		↓
erregt	↑		↑	
unaufhörliches Reden	↑		↑	
Gewalttätigkeit	↑		↑	
Stottern und schnelles Reden		↓		
heisere Stimme		↓		
langsame und zögerndes Reden	↑			↓
Einsilbigkeit	↑			↓
Selbstgespräche	↑			↓
Blackouts	↑			↓
vegetative Erkrankungen				↓
Verwirrung	↑			↓
endogene Depression	↑			↓
geistige Unruhe		↓	↑	

Symptome	Yin ↑	Yin ↓	Yang ↑	Yang ↓
viel Angst		⇓	↑	
ängstlich und erregbar		⇓		
Unbehagen		⇓		
träge und introvertiert	⇑			↓
wenig Selbstbewusstsein		⇓		↓
Schizophrenie	⇑		↑	
manisch hyperaktiv	⇑		↑	
Apoplexie	⇑		↑	
Epilepsie	⇑		↑	
schlechtes Gedächtnis		⇓		
gutes Gedächtnis			↑	
übermäßige Freude		⇓		↓
Euphorie		⇓		↓

B = Beobachtung

Der Patient leidet unter seinem schlechten Gedächtnis und wurde dadurch zurückhaltend.

	Yin ↑	Yin ↓	Yang ↑	Yang ↓
schlechtes Gedächtnis		⇓		
leise und schweigsam (B)		⇓		
Auswertung	0	2	0	0
	→ Yin-Mangel			

B = Beobachtung

Der Patient leidet unter einer endogenen Depression. Er spricht kaum noch.

	Yin ↑	Yin ↓	Yang ↑	Yang ↓
endogene Depression	↑			↓
langsames und zögerndes Reden	↑			↓
Einsilbigkeit	↑			↓
Auswertung	3	0	0	3
	→ Yin-Stagnation			

Anamnesebogen Feuer

Feuer	Yin ↑	Yin ↓	Yang ↑	Yang ↓
Herz und Kreislauf				
Hypertonie (U)	↑		↑	oder ↓
Tachykardie (U)	↑	oder ↓		↓
Arrhythmie (U)	↑	oder ↓		↓
leichte Tachykardie (U)		↓		
Bradykardie (U)	↑			
Herzklopfen		↓		↓
Herzinsuffizienz (B)				↓
Koronarsklerose	↑			↓
Angina pectoris	↑			↓
Perikarditis	↑			↓
Körpertemperatur				
Fieber, Hitze, Rötung (U)		↓	↑	
wenig schwitzen trotz Fieber	↑			
viel schwitzen bei Fieber			↑	
erniedrigte Temperatur		↓		↓
Frösteligkeit				↓
kalte Hände und Füße				↓
blasse, zyanotische Haut		↓		↓
Akrozynose (B)	↑			
Hyperhidrosis		↓	↑	oder ↓
Schwitzen spontan				↓
Nachtschweiß		↓		
Schlaf				
Durchschlafschwierigkeiten		↓		↓
Schlafstörungen		↓		↓
chronische Schlaflosigkeit	↑	oder ↓		
akute Schlaflosigkeit			↑	
braucht viel Schlaf		↓		↓
je mehr Schlaf, desto verschlafener	↑			↓
immer müde				↓
Alpträume		↓		
exzessives Träumen		↓		
Zwischensumme Feuer				

Feuer	Yin ↑	Yin ↓	Yang ↑	Yang ↓
Schlaf				
Morgenmuffeligkeit		↓		↓
Ruhelosigkeit		↓		↓
Dünndarm				
Meteorismus	↑			
Darmkoliken			↑	
Diarrhö oder Erbrechen			↑	
M. Crohn			↑	
Psyche, Sprechen				
laut und geschwätzig (B)			↑	
laut und schweigsam (B)				↓
leise und geschwätzig (B)	↑			
leise und schweigsam (B)		↓		
lacht und redet viel		↓		↓
schwache, zittrige Stimme		↓		↓
erregt	↑		↑	
unaufhörliches Reden	↑		↑	
Gewalttätigkeit	↑		↑	
Stottern und schnelles Reden		↓		
heisere Stimme		↓		
langsames zögerndes Reden	↑			↓
Einsilbigkeit	↑			↓
Selbstgespräche	↑			↓
Blackouts	↑			↓
vegetative Erkrankungen				↓
Verwirrung	↑			↓
endogene Depression	↑			↓
geistige Unruhe		↓	↑	
viel Angst		↓	↑	
ängstlich und erregbar		↓		
Unbehagen		↓		
träge, introvertiert	↑			↓
wenig Selbstbewusstsein		↓		↓
Schizophrenie	↑		↑	
manisch hyperaktiv	↑		↑	
Zwischensumme Feuer				

Feuer	Yin ⬆	Yin ⬇	Yang ⬆	Yang ⬇
Psyche, Sprechen				
Apoplexie	⬆		⬆	
Epilepsie	⬆		⬆	
schlechtes Gedächtnis		⬇		
gutes Gedächtnis			⬆	
übermäßige Freude		⬇		⬇
Euphorie		⬇		⬇
Modalitäten				
Abneigung gegen Bitteres	⬆		⬆	
Verlangen nach Bitterem		⬇		⬇
Abneigung gegen Rot	⬆		⬆	
Verlangen nach Rot		⬇		⬇
Summe Feuer				

U = Untersuchung, B = Beobachtung

- Bradykardie: < 60 / min.
- Normokardie: 60–80 / min.
- leichte Tachykardie: > 80 / min.
- echte Tachykardie (Ruhepuls): > 100 / min.
- Braucht viel Schlaf: über 8 Stunden am Tag.

3.2.2 Anamnese zum Element Erde

Die Anamnese für das Element Erde bezieht sich vor allem auf den Hunger, die Funktionen von Magen, Pankreas sowie erweitert auf das Leber-Galle-System, das Lymphsystem mit der Milz und das periphere Bindegewebe. Die Modalitäten beziehen sich auf die Farbe Gelb und den Geschmack süß.

Yin-Ernährer ist das Essen: es kann sinnvoll sein, das Essverhalten zu beeinflussen, vor allem, was den Yin- oder Yang-Charakter der Ernährung angeht.

Element Zuordnung	Erde
Yin-Organ	Milz/Pankreas
Yang-Organ	Magen
Gewebe	glatte Muskulatur, Fett, Bänder
Sinnesorgan	Mund, Geschmack
Sekrete	Speichel
Emotion	Sorge, Grübeln, Kopfzerbrechen

Element Zuordnung	Erde
Stimmausdruck	Singen
Funktionen	• Transport und Verdauung der Nahrung • Reife, Stabilität, Fruchtbarkeit • reinigt das Blut • Stabilität und Abdichtung der Gefäße • periphere Durchblutung und äußere Körperform • ernährt die Lebensenergie Qi
Farbe	gelb
Geschmack	süß
Yin-Ernährer	Essen

Beispiele

Die obere Tabelle ist jeweils ein Auszug aus der Fünf-Elemente-Tabelle, die Tabellen darunter ergeben insgesamt den Anamnesebogen zum Element Erde.

Magen-Darm-Trakt, Hunger

Element Zuordnung	Erde
Yin-Organ Yang-Organ	Milz / Pankreas Magen
Sinnesorgan	Mund, Geschmack
Funktionen	Transport und Verdauung der Nahrung periphere Durchblutung und äußere Körperform

Symptome	Yin ⬆	Yin ⬇	Yang ⬆	Yang ⬇
blasse, zyanotische Lippen (B)		⬇		⬇
trockene, rote Lippen, die zu Rissigkeit neigen		⬇	⬆	
Herpes labialis		⬇	⬆	
Gingivitis		⬇	⬆	
schlechter Mundgeruch		⬇	⬆	
fauliger Atem		⬇	⬆	
saurer Geschmack im Mund	⬆			⬇
saures Aufstoßen	⬆			⬇
Übelkeit und Erbrechen	⬆			
akute Gastritis			⬆	
chronische Gastritis	⬆			⬇
Ulcus ventriculi		⬇	⬆	

Symptome	Yin ↑	Yin ↓	Yang ↑	Yang ↓
Ulcus duodeni		↓	↑	
dumpfer, anhaltender Schmerz	↑			↓
Dyspepsie		↓		↓
Malabsorptionen: Diarrhö		↓		↓
Diabetes mellitus (U)		↓		↓
Diabetes insipidus (U)		↓		↓
Adipositas	↑			↓
chronische Enteritis			↑	
M. Crohn			↑	
chronische Diarrhö			↑	
Hunger verschlechtert		↓	↑	
kein Hunger, kein Durst		↓		↓
Völlegefühl	↑			
viel Hunger, viel Durst		↓	↑	
Heißhunger		↓	↑	
Hunger erst mittags	↑			↓

U = Untersuchung, B = Beobachtung

Der Patient hat rissige Lippen und eine akute Gastritis, weil er zu viel und zu hastig isst und trinkt.

	Yin ↑	Yin ↓	Yang ↑	Yang ↓
trockene, rote Lippen, die zu Rissigkeit neigen		↓	↑	
akute Gastritis			↑	
viel Hunger, viel Durst		↓	↑	
Auswertung	0	2	3	0
	→ überaktives Yang			

Der Patient ist adipös, fängt erst spät an zu essen, isst dafür aber bis spät in den Abend hinein.

	Yin ↑	Yin ↓	Yang ↑	Yang ↓
Adipositas	↑			↓
Hunger erst mittags	↑			↓
Auswertung	2	0	0	2
	→ Yin-Stagnation			

Der Patient hat ein Magengeschwür und daher weder Hunger noch Durst.

	Yin ↑	Yin ↓	Yang ↑	Yang ↓
Ulcus ventriculi		↓	↑	
kein Hunger, kein Durst		↓		↓
Auswertung	0	2	1	1
	→ Das wäre eigentlich ein Yin-Mangel, weil der Yang-Exzess aus dem Ulkus durch den Yang-Mangel aus der Appetitlosigkeit aufgehoben wird. Tatsächlich aber ist die Situation als überaktives Yang zu werten, da die Ulkus-Situation viel ernster ist als der fehlende Appetit.

Leber – Galle – Pankreas

	Element	Erde
Zuordnung		
Funktionen		• Transport und Verdauung der Nahrung • Stabilität und Abdichtung der Gefäße • äußere Körperform • ernährt die Lebensenergie Qi

Symptome	Yin ↑	Yin ↓	Yang ↑	Yang ↓
Hepatitis		↓	↑	
chronische Hepatitis			↑	
Leberzirrhose	↑		↑	
Cholezystitis	↑		↑	
Parotitis			↑	
Pankreatitis			↑	

Der Patient hat eine alkoholtoxische Hepatitis und Pankreatitis, außerdem eine Cholezystitis.

	Yin ↑	Yin ↓	Yang ↑	Yang ↓
Hepatitis		↓	↑	
Pankreatitis			↑	
Cholezystitis	↑		↑	
Auswertung	1	1	3	0
	→ Eigentlich ein Yang-Exzess, da der Yin-Mangel aus der Hepatitis durch den Yin-Exzess aus der Cholezystitis aufgehoben wird. Hier muss allerdings nach der Priorität der Symptome behandelt werden, da Cholezystitis und Hepatitis nicht zwingend auseinander hervorgehen.

Lymph- und Immunsystem

Element Zuordnung	Erde
Yin-Organ	Milz / Pankreas
Gewebe	glatte Muskulatur, Fett, Bänder
Funktionen	• reinigt das Blut • Stabilität und Abdichtung der Gefäße

Symptome	Yin ↑	Yin ↓	Yang ↑	Yang ↓
Lymphangitis, Lymphadenitis			↑	
Polyneuropathien		↓		↓
Nahrungsmittelallergien		↓		oder ↓

Der Patient hat eine Allergie gegen Nüsse. Das Allergen führt zum lebensbedrohlichen Quincke-Ödem.

	Yin ↑	Yin ↓	Yang ↑	Yang ↓
Nahrungsmittelallergien		⊘↓		oder ↓
Auswertung	0	1	0	0
	→ Yin-Mangel			

Der Patient hat eine Allergie gegen Fisch-Eiweiße. Das Allergen führt zu Durchfällen.

	Yin ↑	Yin ↓	Yang ↑	Yang ↓
Nahrungsmittelallergien		↓		oder ⊘↓
Auswertung	0	0	0	1
	→ Yang-Mangel			

Der Patient hat eine Medikamenten-Allergie. Das Allergen führt erst zu einer Urtikaria, dann zu Durchfall.

	Yin ↑	Yin ↓	Yang ↑	Yang ↓
Nahrungsmittelallergien		⊘↓		oder ⊘↓
Auswertung	0	1	0	1
	→ Qi-Mangel			

In diesen Fällen ist es egal, was das Allergen ist, entscheidend für die energetische Interpretation ist die Reaktion des Körpers.

Peripheres Bindegewebe

Element	Erde
Zuordnung	
Gewebe	glatte Muskulatur, Fett, Bänder
Funktionen	• Stabilität und Abdichtung der Gefäße • periphere Durchblutung und äußere Körperform

Symptome	Yin ↑	Yin ↓	Yang ↑	Yang ↓
Bindegewebsschwäche		↓		↓
Prolapsneigung		↓		↓
Gebärmuttervorfall		↓		↓
schwache Muskeln		↓		↓
wenig Fett		↓		↓
Astheniker		↓		↓
Ödemneigung	↑	oder ↓		↓
Blutungsneigung		↓		↓
Zwischenblutungen		↓		↓
Anämie		↓		↓
eiskalte Hände und Füße	↑	oder ↓		↓

Der Patient hat Bandscheibenvorfälle ohne erkennbare Ursache, Unterarm-ödeme, ist anämisch und hat daher ständig kalte Hände und Füße.

	Yin ↑	Yin ↓	Yang ↑	Yang ↓
Bindegewebsschwäche		↓		↓
Ödemneigung	↑	oder ↓		↓
Anämie		↓		↓
eiskalte Hände und Füße	↑	oder ↓		↓
Auswertung	0	4	0	4
	→ Qi-Mangel			

Der Patient neigt zu Ödemen, alle anderen Zeichen aus dem Bereich Bindegewebe sind nicht gegeben.

	Yin ↑	Yin ↓	Yang ↑	Yang ↓
Ödemneigung	↑	oder ↓		↓
eiskalte Hände und Füße	↑	oder ↓		↓
Auswertung	2	0	0	2
	→ Yin-Stagnation			

Psyche

Element Zuordnung	Erde
Emotion	Sorge, Grübeln, Kopfzerbrechen

Symptome	Yin ↑	Yin ↓	Yang ↑	Yang ↓
Kopfzerbrechen, Grübelei, Sorgen		↓		↓
blasses Gesicht, besorgter Blick	↑			↓
Zwangsneurosen	↑			
Anorexia nervosa		↓	↑	oder ↓
Stress-Ulkus		↓	↑	
Erschöpfungsdepression		↓	↑	
unkontrollierte Sorgen mit Schlaflosigkeit		↓		↓
Lethargie, Trägheit	↑			
schwerer Kopf	↑			
Schwindeligkeit	↑			
Teilnahmslosigkeit		↓		↓
übermäßige Schwermut	↑			↓
Grübelei	↑			↓

Der Patient leidet unter Kontrollzwängen und psychogener Magersucht, hat aber sonst keine weiteren Hinweise auf einen Yang-Mangel.

	Yin ↑	Yin ↓	Yang ↑	Yang ↓
Zwangsneurosen	(↑)			
Anorexia nervosa		(↓)	(↑)	oder ↓
Auswertung	1	1	1	0
	→ Eigentlich ein Yang-Exzess, da der Yin-Exzess aus den Zwangsneurosen den Yin-Mangel aus der Anorexie kompensiert. Aber die Anorexie ist eine viel ernstere Diagnose als viele andere, daher erhält sie mehr Bedeutung. Außerdem betreibt der Patient wie viele Anorektiker exzessiv Sport: überaktives Yang.			

Anamnesebogen Erde

Erde	Yin ↑	Yin ↓	Yang ↑	Yang ↓
Magen-Darm-Trakt, Hunger				
blasse, zyanotische Lippen (B)		↓		↓
trockene, rote Lippen, die zu Rissigkeit neigen		↓	↑	
Herpes labialis		↓	↑	
Gingivitis		↓	↑	
schlechter Mundgeruch		↓	↑	
fauliger Atem		↓	↑	
saurer Geschmack im Mund	↑			↓
saures Aufstoßen	↑			↓
Übelkeit und Erbrechen	↑			
akute Gastritis			↑	
chronische Gastritis	↑			↓
Ulcus ventriculi		↓	↑	
Ulcus duodeni		↓	↑	
dumpfer, anhaltender Schmerz	↑			↓
Dyspepsie		↓		↓
Malabsorptionen: Diarrhö		↓		↓
Diabetes mellitus (U)		↓		↓
Diabetes insipidus (U)		↓		↓
Adipositas	↑			↓
chronische Enteritis			↑	
M.Crohn			↑	
chronische Diarrhö			↑	
Hunger verschlechtert		↓	↑	
kein Hunger, kein Durst		↓		↓
Völlegefühl	↑			
viel Hunger, viel Durst		↓	↑	
Heißhunger		↓	↑	
Hunger erst mittags	↑			↓
Leber – Galle – Pankreas				
Hepatitis		↓	↑	
chronische Hepatitis			↑	
Zwischensumme Erde				

Erde	Yin ↑	Yin ↓	Yang ↑	Yang ↓
Leber – Galle – Pankreas				
Leberzirrhose	↑		↑	
Cholezystitis	↑		↑	
Parotitis			↑	
Pankreatitis			↑	
Lymph- und Immunsystem				
Lymphangitis, Lymphadenitis			↑	
Polyneuropathien		↓		↓
Nahrungsmittelallergien[1]		↓		oder ↓
Peripheres Bindegewebe				
Bindegewebsschwäche		↓		↓
Prolapsneigung		↓		↓
Gebärmuttervorfall		↓		↓
schwache Muskeln		↓		↓
wenig Fett		↓		↓
Astheniker		↓		↓
Ödemneigung	↑	oder ↓		↓
Blutungsneigung		↓		↓
Zwischenblutungen		↓		↓
Anämie		↓		↓
eiskalte Hände und Füße	↑	oder ↓		↓
Psyche				
Kopfzerbrechen, Grübelei, Sorgen		↓		↓
blasses Gesicht, besorgter Blick	↑			↓
Zwangsneurosen	↑			
Anorexia nervosa		↓	↑	oder ↓
Stress-Ulkus		↓	↑	
Erschöpfungsdepression		↓	↑	
unkontrollierte Sorgen mit Schlaflosigkeit		↓		↓
Lethargie, Trägheit	↑			
schwerer Kopf	↑			
Schwindeligkeit	↑			
Teilnahmslosigkeit		↓		↓
übermäßige Schwermut	↑			↓
Grübelei	↑			↓
Zwischensumme Erde				

Erde	Yin ↑	Yin ↓	Yang ↑	Yang ↓
Modalitäten				
Abneigung gegen Süßes	↑		↑	
Verlangen nach Süßem		↓		↓
Abneigung gegen Gelb	↑		↑	
Verlangen nach Gelb		↓		↓
Summe Erde				

[1] Nahrungsmittelallergie mit Urtikaria, Quincke-Ödem oder anderen Arten von Schwellungen = Yin,
Nahrungsmittelallergie mit Diarrhö, Erbrechen und erhöhter Sekretion = Yang,
B = Beobachtung

3.2.3 Anamnese zum Element Metall

Die Anamnese für das Element Metall bezieht sich vor allem auf die Atmungsorgane, die Dickdarmfunktionen und die Haut. Die Modalitäten beziehen sich auf die Farbe Weiß und den Geschmack scharf.

Yin-Ernährer ist das Atmen: z. B. Taijiquan ist auch atemtherapeutisch wirksam.

Element Zuordnung	Metall
Yin-Organ	Lunge
Yang-Organ	Dickdarm
Gewebe	Haut, Körperhaar
Sinnesorgan	Nase, Riechen
Sekrete	Schleim
Emotion	Melancholie, Trauer, Sorge
Stimmausdruck	Klagen
Funktionen	• kontrolliert die Atmung • reguliert die Lebensenergie (Qi) • schützt die Yin-Organe • schützt die Haut • reguliert die Wasserausscheidung • Schweiß und Geruch
Farbe	Weiß
Geschmack	scharf
Yin-Ernährer	Atmen

Beispiele

Die oben aufgeführte Tabelle ist jeweils ein Auszug aus der 5-Elemente-Tabelle, die Tabellen darunter ergeben insgesamt den Anamnesebogen zum Element Metall.

Atmungsorgane

Element	Metall
Zuordnung	
Yin-Organ	Lunge
Funktionen	kontrolliert die Atmung

Symptome	Yin ↑	Yin ↓	Yang ↑	Yang ↓
Rhinitis, Anfangsphase	↑			
dünnes, wässriges Sekret	↑			
Rhinitis, Spätphase			↑	
dickes, farbiges Sekret			↑	
verstopfte Nase	↑			
Rhinitis allergica	↑		↑	
Nasenpolypen	↑			↓
akute Bronchitis	↑		↑	
chronische Bronchitis	↑	oder ↓		↓
trockene Bronchitis		↓		↓
eitrige Bronchitis	↑		↑	
wenig oder dickes Sputum		↓		
Bronchiektasien		↓		↓
Bronchitis mit asthmatoider Atmung	↑			↓
schwache Atmung		↓		↓
Lungenentzündung			↑	
Lungenemphysem	↑		↑	
Inhalationsallergien		↓		↓
Asthma bronchiale	↑		↑	
• massiv			↑	
• allergisch			↑	
• plötzlich			↑	
• verkrampft			↑	
• extrem			↑	
• status asthmaticus	↑			
• häufig	↑			
• durch Anstrengung	↑			
• nachts schlimmer	↑			

Der Patient hat eine chronische Bronchitis ohne Auswurf.

	Yin ↑	Yin ↓	Yang ↑	Yang ↓
chronische Bronchitis	↑	oder ↓		↓
trockene Bronchitis		↓		↓
Auswertung	0	2	0	2
	→ Qi-Mangel			

Der Patient klagt über chronisch eitrige Bronchitis.

	Yin ↑	Yin ↓	Yang ↑	Yang ↓
chronische Bronchitis	↑	oder ↓		↓
eitrige Bronchitis	↑		↑	
Auswertung	2	0	1	1
	→ Im Vordergrund steht der Yin-Exzess.			

Dickdarm

Zuordnung / Element	Metall
Yang-Organ	Dickdarm

Symptome	Yin ↑	Yin ↓	Yang ↑	Yang ↓
atonische Obstipation				↓
spastische Obstipation			↑	
trockener, dunkler Stuhl		↓		
Diarrhö	↑		↑	
Koliken in Colon und Rektum		↓		↓
akute Kolitis	↑		↑	
Colitis ulcerosa		↓		

Der Patient hat eine akute Kolitis mit Durchfall.

	Yin ↑	Yin ↓	Yang ↑	Yang ↓
akute Kolitis	↑		↑	
Diarrhö	↑		↑	
Auswertung	2	0	2	0
	→ Qi-Exzess			

Der Patient hat immer wieder Krämpfe im Unterbauch, oft danach Durchfall.

	Yin ↑	Yin ↓	Yang ↑	Yang ↓
Diarrhö	(↑)		(↑)	
Koliken in Colon und Rektum		(↓)		(↓)
Auswertung	1	1	1	1
	→ Es deutet wohl einiges auf ein ausgeglichenes Energiebild hin, aber im Vordergrund stehen die Koliken, daher Qi-Mangel. Sollte eine Therapie in dieser Hinsicht erfolglos sein, muss die Punktauswahl verändert werden.			

Haut

	Element	Metall
Zuordnung		
Gewebe	Haut und Körperhaar	

Symptome	Yin ↑	Yin ↓	Yang ↑	Yang ↓
Schuppen	↑			↓
feuchte Ekzeme	↑		↑	
trockene Ekzeme		↓	↑	
Nachtschweiß		↓		
Warzen	↑			
Urtikaria				↓
Psoriasis	↑			↓
Neurodermitis				↓
dicke Haut (U)	↑			
dünne Haut (U)		↓		↓
trockene Haut (U)		↓		↓
fettige Haut (U)	↑			↓
sensible Haut (U)		↓		↓
unsensible Haut (U)	↑			↓
juckende Haut			↑	
Akne bei dicker Haut	↑			
Akne bei dünner Haut				↓

U = Untersuchung

Der Patient hat eine Neurodermitis mit der oft typischen dicken Haut.

	Yin ↑	Yin ↓	Yang ↑	Yang ↓
Neurodermitis				⊘↓
dicke Haut (U)	⊙↑			
Auswertung	1	0	0	1
	→ Yin-Stagnation. In der chinesischen Medizin wird eine Neurodermitis als Ausscheidungsschwäche der Haut verstanden.			

U = Untersuchung

Der Patient hat trockene Ekzeme und neigt zu Nachtschweiß.

	Yin ↑	Yin ↓	Yang ↑	Yang ↓
trockene Ekzeme		⊘↓	⊙↑	
Nachtschweiß		⊘↓		
Auswertung	0	2	1	0
	→ überaktives Yang			

Psyche

	Element	Metall
Zuordnung		
Emotion		Melancholie, Trauer, Sorge

Symptome	Yin ↑	Yin ↓	Yang ↑	Yang ↓
häufig traurig	↑			
erschöpft durch Trauer und Kummer		↓		↓
leise Stimme		↓		↓
Wortkargheit		↓		↓
unruhig, ängstlich	↑			
nervös, übererregbar			↑	
unkontrollierte Gefühle		↓		↓
manisch-depressiv		↓		↓
erlebnisreaktive Depression	↑			
übermäßige Trauer und Sorge		↓		↓

Der Patient ist durch Kummer erschöpft, spricht leise und leidet unter einer erlebnisreaktiven Depression.

	Yin ↑	Yin ↓	Yang ↑	Yang ↓
erschöpft durch Trauer und Kummer		(↓)		(↓)
leise Stimme		(↓)		(↓)
erlebnisreaktive Depression	(↑)			
Auswertung	1	2	0	2
	→ Qi-Mangel			

Der Patient ist nervös und ängstlich.

	Yin ↑	Yin ↓	Yang ↑	Yang ↓
unruhig, ängstlich	(↑)			
nervös, übererregbar			(↑)	
Auswertung	1	0	1	0
	→ Qi-Exzess			

Anamnesebogen Metall

Metall	Yin ↑	Yin ↓	Yang ↑	Yang ↓
Atmungsorgane				
Rhinitis, Anfangsphase	↑			
dünnes, wässriges Sekret	↑			
Rhinitis, Spätphase			↑	
dickes, farbiges Sekret			↑	
verstopfte Nase	↑			
Rhinitis allergica	↑		↑	
Nasenpolypen	↑			↓
akute Bronchitis	↑		↑	
chronische Bronchitis	↑	oder ↓		↓
trockene Bronchitis		↓		↓
eitrige Bronchitis	↑		↑	
wenig oder dickes Sputum		↓		
Bronchiektasien		↓		↓
Bronchitis mit asthmatoider Atmung	↑			↓
schwache Atmung		↓		↓
Zwischensumme Metall				

Metall	Yin ↑	Yin ↓	Yang ↑	Yang ↓
Atmungsorgane				
Lungenentzündung			↑	
Lungenemphysem	↑		↑	
Inhalationsallergien		↓		↓
Asthma				
Asthma bronchiale	↑		↑	
• massiv			↑	
• allergisch			↑	
• plötzlich			↑	
• verkrampft			↑	
• extrem			↑	
• status asthmaticus	↑			
• häufig	↑			
• durch Anstrengung	↑			
• nachts schlimmer	↑			
Dickdarm				
atonische Obstipation				↓
spastische Obstipation			↑	
Dickdarm				
trockener, dunkler Stuhl		↓		
Diarrhö	↑		↑	
Koliken in Colon und Rektum		↓		↓
akute Kolitis	↑		↑	
Colitis ulcerosa		↓		
Haut				
Schuppen	↑			↓
feuchte Ekzeme	↑		↑	
trockene Ekzeme		↓	↑	
Nachtschweiß		↓		
Warzen	↑			
Urtikaria				↓
Psoriasis	↑			↓
Neurodermitis				↓
dicke Haut (U)	↑			
dünne Haut (U)		↓		↓
Zwischensumme Metall				

Metall	Yin ↑	Yin ↓	Yang ↑	Yang ↓
Haut				
trockene Haut (U)		↓		↓
fettige Haut (U)	↑			↓
sensible Haut (U)		↓		↓
unsensible Haut (U)	↑			↓
juckende Haut			↑	
Akne bei dicker Haut	↑			
Akne bei dünner Haut				↓
Psyche				
häufig traurig	↑			
erschöpft durch Trauer und Kummer		↓		↓
leise Stimme		↓		↓
Wortkargheit		↓		↓
unruhig, ängstlich	↑			
nervös, übererregbar			↑	
unkontrollierte Gefühle		↓		↓
manisch-depressiv		↓		↓
erlebnisreaktive Depression	↑			
übermäßige Trauer und Sorge		↓		↓
Modalitäten				
Abneigung gegen Scharfes	↑		↑	
Verlangen nach Scharfem		↓		↓
Abneigung gegen Weiß	↑		↑	
Verlangen nach Weiß		↓		↓
Summe Metall				

U = Untersuchung

3.2.4 Anamnese zum Element Wasser

Die Anamnese für das Element Wasser bezieht sich vor allem auf die Funktion der Nieren, der Harn- und Geschlechtsorgane, das Gehör und das Sehen, die Knochen, Haare und Zähne. Die Modalitäten beziehen sich auf die Farbe Blau und Schwarz und den Geschmack salzig. Yin-Ernährer ist das Trinken: viele Menschen trinken zu wenig.

Zuordnung / Element	Wasser
Yin-Organ	Niere
Yang-Organ	Blase
Gewebe	Haupthaar, Knochen, Zähne, Nerven, Gehirn
Sinnesorgan	Ohr, Gehör (Sehvermögen)
Sekrete	Harn
Emotion	Angst, Schreck, Willenskraft
Stimmausdruck	Seufzen
Funktionen	• speichert die Lebenskraft *jing* • bewahrt das Potenzial der Lebensaktivität • ist die Wurzel des Lebens • reguliert Wachstum, Entwicklung, Reifung und Altern • reguliert die Sexualität und Fruchtbarkeit • scheidet Urin aus
Farbe	schwarz, blau
Geschmack	salzig
Yin-Ernährer	Trinken

Beispiele

Die oben aufgeführte Tabelle ist jeweils ein Auszug aus der 5-Elemente-Tabelle, die Tabellen darunter ergeben insgesamt den Anamnesebogen zum Element Wasser.

Miktion, Harn- und Geschlechtsorgane

Zuordnung / Element	Wasser
Yin-Organ	Niere
Yang-Organ	Blase
Sekrete	Harn
Funktionen	scheidet Urin aus

Symptome	Yin ↑	Yin ↓	Yang ↑	Yang ↓
häufig, viel, wässrig		↓		↓
wenig und dunkel		↓		
wenig: Oligurie				↓
Pollakisurie			↑	

Symptome	Yin ↑	Yin ↓	Yang ↑	Yang ↓
Inkontinenz				↓
Restharn				↓
Harnträufeln				↓
Miktionsstörung				↓
nächtliches Bettnässen		↓		↓
Zystitis			↑	
Nephritis			↑	
Pyelonephritis			↑	
chronische Nephritis				↓
Nierenkoliken		↓	↑	
Niereninsuffizienz				↓
Nebennniereninsuffizienz				↓
Diabetes mellitus		↓		↓
Diabetes insipidus		↓		↓
♂ Prostatitis			↑	
♂ Prostataadenom	↑			↓
♂ Oligospermie		↓		
♂ Ejaculatio praecox		↓		↓
Unfruchtbarkeit		↓		↓
Impotenz		↓		↓
Frigidität		↓		↓
♀ verminderte Vaginalsekretion		↓		↓
♀ Amenorrhö		↓		↓
♀ langer Zyklus, kurze Menses		↓		↓
♀ habituelle Aborte		↓		
♀ Myome, Ovarialzysten	↑			↓

Der Patient hat eine Zystitis, häufigen Harndrang und eine Prostatitis.
Außerdem besteht seit geraumer Zeit ein Prostataadenom.

	Yin ↑	Yin ↓	Yang ↑	Yang ↓
Zystitis			(↑)	
Pollakisurie			(↑)	
♂ Prostataadenom	(↑)			(↓)
♂ Prostatitis			(↑)	
Auswertung	1	0	3	1
	→ Yang-Exzess, und zwar aus folgendem Grunde: Die Behandlung akuter Erkrankungen hat Vorrang, erst danach werden chronische Erkrankungen behandelt.			

Die Patientin hat Myome.

	Yin ↑	Yin ↓	Yang ↑	Yang ↓
♀ Myome, Ovarialzysten	(↑)			(↓)
Auswertung	1	0	0	1
	→ Yin-Stagnation			

Gehör und Sehen

Element Zuordnung	Wasser
Sinnesorgan	Ohr, Gehör (Sehvermögen)

Symptome	Yin ↑	Yin ↓	Yang ↑	Yang ↓
Taubheit		↓		↓
Schwerhörigkeit		↓		↓
Tinnitus, abends schlimmer (s. a. Holz)		↓		↓
Schwindeligkeit mit Leeregefühl im Kopf		↓		
Hyperakusis		↓		
Otosklerose		↓		
verschwommenes Sehen		↓		

Der Patient ist geräuschempfindlich und sieht bei Erschöpfung nur verschwommen.

	Yin ↑	Yin ↓	Yang ↑	Yang ↓
Hyperakusis		↓		
verschwommenes Sehen		↓		
Auswertung	0	2	0	0
		→ Yin-Mangel		

Der Patient ist schwerhörig und klagt über Schwindelanfälle.

	Yin ↑	Yin ↓	Yang ↑	Yang ↓
Schwerhörigkeit		↓		↓
Tinnitus, abends schlimmer (s. a. Holz)		↓		↓
Schwindeligkeit mit Leeregefühl im Kopf		↓		
Auswertung	0	3	0	2
		→ Qi-Mangel		

Knochen, Haare, Zähne

Element	Wasser		
Zuordnung			
Gewebe	Haupthaar, Knochen, Zähne, Nerven, Gehirn		

Symptome	Yin ↑	Yin ↓	Yang ↑	Yang ↓
brüchige, lockere Zähne		↓		↓
Karies, Parodontose		↓		
Brüchige Knochen		↓		↓
Arthritis			↑	
Multiple Sklerose			↑	
M. Scheuermann			↑	
Rücken- und Knieschwäche		↓		
Rücken- und Knieschmerzen, Lumbago		↓		↓
Rücken- und Knieschmerzen, durch Kälte schlechter				↓
Haarausfall und frühzeitig graue Haare		↓		↓
Haarausfall		↓		
frühzeitig graue Haare				↓

Der Patient hat eine Multiple Sklerose und auffällig früh graue Haare.

	Yin ↑	Yin ↓	Yang ↑	Yang ↓
Multiple Sklerose			(↑)	
frühzeitig graue Haare				(↓)
Auswertung	0	0	1	1
	→ natürlich ein Yang-Exzess, da der Yang-Mangel aus den grauen Haaren gegenüber der Multiplen Sklerose kaum Bedeutung hat.			

Der Patient hat einen M. Scheuermann und daraus resultierend eine Arthritis.

	Yin ↑	Yin ↓	Yang ↑	Yang ↓
M. Scheuermann			(↑)	
Arthritis			(↑)	
Auswertung	0	0	2	0
	→ Yang-Exzess			

Psyche

Element Zuordnung	Wasser
Emotion	Angst, Schreck, Willenskraft
Stimmausdruck	Seufzen

Symptome	Yin ↑	Yin ↓	Yang ↑	Yang ↓
innere Unruhe			↑	
ängstlich angespannt		↓		
vor Angst wie gelähmt, passive Angst				↓
träge, willensschwach				↓
hoffnungslos				↓
still, zurückhaltend				↓
Depression mit Erstarrung				↓
übertriebene Selbstkritik		↓		
schwaches Gedächtnis,		↓		↓
frühzeitiges Altern, Senilität		↓		↓
verzögerte körperliche und geistige Entwicklung		↓		↓
spätes Altern	↑		↑	
leicht erschöpfbar		↓		↓

Der Patient hat Merkstörungen und wirkt älter, als er ist.

	Yin ↑	Yin ↓	Yang ↑	Yang ↓
schwaches Gedächtnis,		↓		↓
frühzeitiges Altern, Senilität		↓		↓
Auswertung	0	2	0	2
	→ Qi-Mangel			

Der Patient ist hoffnungslos und still.

	Yin ↑	Yin ↓	Yang ↑	Yang ↓
hoffnungslos				↓
still, zurückhaltend				↓
Auswertung	0	0	0	2
	→ Yang-Mangel			

Anamnesebogen Wasser

Wasser	Yin ↑	Yin ↓	Yang ↑	Yang ↓
Miktion, Harn- und Geschlechtsorgane				
häufig, viel, wässrig		↓		↓
wenig und dunkel		↓		
wenig				↓
Pollakisurie			↑	
Inkontinenz				↓
Restharn				↓
Harnträufeln				↓
Miktionsstörung				↓
nächtliches Bettnässen		↓		↓
Zystitis			↑	
Nephritis			↑	
Pyelonephritis			↑	
chronische Nephritis				↓
Nierenkoliken		↓	↑	
Niereninsuffizienz				↓
Nebenniereninsuffizienz				↓
Diabetes mellitus		↓		↓
Zwischensumme Wasser				

Wasser	Yin ↑	Yin ↓	Yang ↑	Yang ↓
Miktion, Harn- und Geschlechtsorgane				
Diabetes insipidus		↓		↓
♂ Prostatitis			↑	
♂ Prostataadenom	↑			↓
♂ Oligospermie		↓		
♂ Ejaculatio praecox		↓		↓
Unfruchtbarkeit		↓		↓
Impotenz		↓		↓
Frigidität		↓		↓
♀ verminderte Vaginalsekretion		↓		↓
♀ Amenorrhö		↓		↓
♀ langer Zyklus, kurze Menses		↓		↓
♀ habituelle Aborte		↓		
♀ Myome, Ovarialzysten	↑			↓
Gehör, Sehen				
Taubheit		↓		↓
Schwerhörigkeit		↓		↓
Tinnitus, abends schlimmer (s. a. Holz)		↓		↓
Schwindeligkeit mit Leeregefühl im Kopf		↓		
Hyperakusis		↓		
Otosklerose		↓		
verschwommenes Sehen		↓		
Knochen, Zähne, Haare				
brüchige, lockere Zähne		↓		↓
Karies, Parodontitis		↓		
Brüchige Knochen		↓		↓
Arthritis			↑	
Multiple Sklerose,			↑	
M. Scheuermann			↑	
Rücken- und Knieschwäche		↓		
Rücken- und Knieschmerzen, Lumbago		↓		↓
Rücken- und Knieschmerzen, durch Kälte schlechter				↓
Haarausfall und frühzeitig graue Haare		↓		↓
Haarausfall		↓		
Zwischensumme Wasser				

Wasser	Yin ↑	Yin ↓	Yang ↑	Yang ↓
Knochen, Zähne, Haare				
frühzeitig graue Haare				↓
Psyche				
innere Unruhe			↑	
ängstlich angespannt		↓		
vor Angst wie gelähmt, passive Angst				↓
träge, willensschwach				↓
hoffnungslos				↓
still, zurückhaltend				↓
Depression mit Erstarrung				↓
übertriebene Selbstkritik		↓		
schwaches Gedächtnis		↓		↓
frühzeitiges Altern, Senilität		↓		↓
verzögerte körperliche und geistige Entwicklung		↓		↓
spätes Altern	↑		↑	
leicht erschöpfbar		↓		↓
Modalitäten				
Abneigung gegen Salziges	↑		↑	
Verlangen nach Salzigem		↓		↓
Abneigung gegen Schwarz und Blau	↑		↑	
Verlangen nach Schwarz und Blau		↓		↓
Summe Wasser				

3.2.5   Anamnese zum Element Holz

Die Anamnese für das Element Holz bezieht sich vor allem auf das Leber-Galle-System, den Bewegungsapparat und den Blutdruck, den weiblichen Zyklus sowie das Sehen und das Gehör. Die Modalitäten beziehen sich auf die Farbe Grün und den Geschmack sauer.

Yin-Ernährer ist die Kommunikation: es kann sinnvoll sein, mehr oder weniger zu sprechen oder Kontakt mit anderen Menschen zu haben.

Element\nZuordnung	Holz
Yin-Organ	Leber
Yang-Organ	Gallenblase

Element	Holz
Zuordnung	
Gewebe	quer gestreifte Muskulatur, Sehnen, Gelenke
Sinnesorgan	Auge, Sehen (Hörfähigkeit)
Sekrete	Tränen
Emotion	Ärger, Wut, Zorn
Stimmausdruck	Schreien
Funktionen	• speichert Blut • reguliert den Gallefluss, Tränenfluss • reguliert den freien Fluss der Lebensenergie Qi und des Blutes • harmonisiert die Emotionen
Farbe	grün
Geschmack	sauer
Yin-Ernährer	Austausch, Kommunikation

Beispiele

Die oben aufgeführte Tabelle ist jeweils ein Auszug aus der 5-Elemente-Tabelle, die Tabellen darunter ergeben insgesamt den Anamnesebogen zum Element Holz.

Leber – Galle

Element	Holz
Zuordnung	
Yin-Organ	Leber
Yang-Organ	Gallenblase
Funktionen	reguliert den Gallefluss

Symptome	Yin ↑	Yin ↓	Yang ↑	Yang ↓
Völlegefühl im Oberbauch		↓		↓
Fettunverträglichkeit, heller Fettstuhl		↓		
Meteorismus		↓		↓
Übelkeit mit Erbrechen	↑			↓
Erbrechen ohne Übelkeit		↓	↑	
Cholezystitis	↑		↑	
Gallensteine	↑		↑	
Gallenkolik	↑		↑	
Hepatitis	↑		↑	

Der Patient hat Spannungen im rechten Oberbauch, verträgt Fett nicht und hat Blähungen.

	Yin ↑	Yin ↓	Yang ↑	Yang ↓
Völlegefühl im Oberbauch		↓		
Fettunverträglichkeit, heller Fettstuhl		↓		
Meteorismus		↓		
Auswertung	0	3	0	0
	→ Yin-Mangel			

Der Patient hat Gallensteine und Koliken.

	Yin ↑	Yin ↓	Yang ↑	Yang ↓
Gallensteine	↑		↑	
Gallenkolik	↑		↑	
Auswertung	2	0	2	0
	→ Qi-Exzess			

Bewegungsapparat

	Element	Holz
Zuordnung		
Gewebe		quer gestreifte Muskulatur, Sehnen, Gelenke

Symptome	Yin ↑	Yin ↓	Yang ↑	Yang ↓
Nackensteifigkeit	↑		↑	
Muskelverspannungen		↓	↑	
erhöhter Muskeltonus		↓	↑	
Sphinkter-Krämpfe		↓		
verkürzte Bänder		↓		
M. Bechterew		↓		
Dupuytren		↓		
Spasmen			↑	
Zuckungen			↑	
Zittern, zittrige Stimme			↑	
Sprechschwierigkeiten			↑	
Tremor, Tics		↓		
Sehnenentzündungen		↓	↑	

Symptome	Yin ↑	Yin ↓	Yang ↑	Yang ↓
Polyarthritis			↑	
niedriger Muskeltonus		↓		↓
lockere Bänder		↓		↓
Schlottergelenke	↑			↓
Hernien, Brüche	↑			↓
brüchige Nägel		↓		↓

Der Patient hat Muskelverspannungen mit Tremor sowie Sprechschwierigkeiten, die an Stottern erinnern.

	Yin ↑	Yin ↓	Yang ↑	Yang ↓
Muskelverspannungen		↓	↑	
Sprechschwierigkeiten			↑	
Tremor, Tics		↓		
Auswertung	0	2	2	0
	→ überaktives Yang			

Der Patient hat einen M. Bechterew und zurzeit deutliche Entzündungen in den Sehnen des betroffenen Bewegungsapparates.

	Yin ↑	Yin ↓	Yang ↑	Yang ↓
M. Bechterew		↓		
Sehnenentzündungen		↓	↑	
Auswertung	0	2	1	0
	→ überaktives Yang			

Blutdruck

Element	Holz
Zuordnung	
Funktionen	• reguliert den freien Fluss der Lebensenergie Qi und des Blutes • harmonisiert die Emotionen

Symptome	Yin ↑	Yin ↓	Yang ↑	Yang ↓
Hypotonie, Parasympathikotonie	↑			↓
Hypotonie, Hypovolämie, Anämie, Blässe		↓		↓
Hypertonie, Sympathikotonie		↓	↑	
Hypertonie, Hypervolämie, Plethora	↑			↓

Der Patient ist hypoton und träge.

	Yin ↑	Yin ↓	Yang ↑	Yang ↓
Hypotonie, Parasympathikotonie	(↑)			(↓)
Auswertung	1	0	0	1
	→ Yin-Stagnation			

Der Patient ist hypoton und blass.

	Yin ↑	Yin ↓	Yang ↑	Yang ↓
Hypotonie, Hypovolämie, Anämie, Blässe		(↓)		(↓)
Auswertung	0	1	0	1
	→ Qi-Mangel			

Der Patient ist hyperton und gereizt.

	Yin ↑	Yin ↓	Yang ↑	Yang ↓
Hypertonie, Sympathikotonie		(↓)	(↑)	
Auswertung	0	1	1	0
	→ überaktives Yang			

Der Patient ist hyperton und hat bläuliche Wangen mit deutlichen Gefäßen.

	Yin ↑	Yin ↓	Yang ↑	Yang ↓
Hypertonie, Hypervolämie, Plethora	(↑)			(↓)
Auswertung	1	0	0	1
	→ Yin-Stagnation. Diese energetische Situation kann auch Hypotonie und Trägheit nach sich ziehen.			

Zyklus

Element	Holz
Zuordnung	
Funktionen	• speichert Blut • reguliert den freien Fluss der Lebensenergie (Qi) und des Blutes

Symptome	Yin ↑	Yin ↓	Yang ↑	Yang ↓
prämenstruelles Syndrom	↑			↓
Schwellungsgefühl in Brüsten und Unterleib		↓		
Schmerzen in Brüsten und Unterleib				↓

Symptome	Yin ↑	Yin ↓	Yang ↑	Yang ↓
unregelmäßiger Zyklus		↓		↓
langer Zyklus, kurze Menses		↓		
plötzliche starke Blutungen		↓	↑	
Herpes genitalis	↑			↓
Genitalmykosen	↑			↓
Unterleibsvarizen	↑			↓

Patientin mit Neigung zu Genitalinfektionen.

	Yin ↑	Yin ↓	Yang ↑	Yang ↓
Herpes genitalis	(↑)			(↓)
Genitalmykosen	(↑)			(↓)
Auswertung	2	0	0	2
	→ Yin-Stagnation			

Patientin mit Schwellungsgefühl und Schmerzen in Brüsten und Unterleib.

	Yin ↑	Yin ↓	Yang ↑	Yang ↓
Schwellungsgefühl in Brüsten und Unterleib		(↓)		
Schmerzen in Brüsten und Unterleib				(↓)
Auswertung	0	1	0	1
	→ Qi-Mangel			

Sehen, Gehör

Zuordnung	Element	Holz
Sinnesorgan		Auge, Sehen (Hörfähigkeit)

Symptome	Yin ↑	Yin ↓	Yang ↑	Yang ↓
Fehlsichtigkeit		↓		↓
starke Fehlsichtigkeit	↑			↓
Tränen und trockene Augen im Wechsel		↓		↓
trockene, entzündete Augen, Retinitis		↓		
Augeninfektionen			↑	
Glaukom	↑		↑	
Allergieneigung			↑	

Symptome	Yin ↑	Yin ↓	Yang ↑	Yang ↓
anhaltender Tinnitus		↓	↑	
Hörsturz		↓	↑	
M. Ménière		↓	↑	

Der Patient einen dauerhaften Tinnitus und Anfälle des M. Ménière.

	Yin ↑	Yin ↓	Yang ↑	Yang ↓
anhaltender Tinnitus		↓	↑	
M. Ménière		↓	↑	
Auswertung	0	2	2	0
	→ überaktives Yang			

Der Patient hat Glaukomanfälle.

	Yin ↑	Yin ↓	Yang ↑	Yang ↓
Glaukom	↑		↑	
Auswertung	1	0	1	0
	→ Qi-Exzess			

Psyche

	Element	Holz
Zuordnung		
Emotion		Ärger, Wut, Zorn

Symptome	Yin ↑	Yin ↓	Yang ↑	Yang ↓
Umgang mit Nervosität und Anspannung:				
• zeigt sie aggressiv			↑	
• zeigt sie, verliert die Kontrolle, zittert		↓		
• total kontrolliert				↓
• seufzt, schluckt sie, Globusgefühl		↓		↓
cholerisch, unkontrolliert, Wutausbrüche		↓	↑	
angespannt, aggressiv, gerötete Augen und Gesicht		↓	↑	
nervös, ärgerlich, irritierbar		↓		↓
unruhige Beine	↑			↓
Unruhe, Schlaflosigkeit		↓	↑	
Ärger und Depressionen		↓	↑	

Symptome	Yin ↑	Yin ↓	Yang ↑	Yang ↓
Reizbarkeit und Depressionen		↓		
durch Ärger introvertiert	↑			↓
Epilepsie			↑	
energetisch blockiert		↓		↓
Emotionen schwächen		↓		↓
depressiv, leise Stimme		↓		↓
mangelhaftes Selbstwertgefühl		↓		
Neigung zu Tränenausbrüchen		↓		
Schüchternheit, Unentschlossenheit, Furchtsamkeit				↓
übermäßiger Ärger und Zorn	↑			↓

Der Patient verliert unter Anspannung die Kontrolle, neigt zu Wutausbrüchen.

	Yin ↑	Yin ↓	Yang ↑	Yang ↓
zeigt die Anspannung, verliert die Kontrolle, zittert		(↓)		
cholerisch, unkontrolliert, Wutausbrüche		(↓)	(↑)	
Auswertung	0	2	1	0
		› überaktives Yang		

Der Patient leidet unter den so genannten restless legs.

	Yin ↑	Yin ↓	Yang ↑	Yang ↓
unruhige Beine	(↑)			(↓)
Auswertung	1	0	0	1
		→ Yin-Stagnation		

Anamnesebogen Holz

Holz	Yin ↑	Yin ↓	Yang ↑	Yang ↓
Leber – Galle				
Völlegefühl im Oberbauch		↓		↓
Fettunverträglichkeit, heller Fettstuhl		↓		
Meteorismus		↓		↓
Übelkeit mit Erbrechen	↑			↓
Erbrechen ohne Übelkeit		↓	↑	
Zwischensumme Holz				

Holz	Yin ↑	Yin ↓	Yang ↑	Yang ↓
Leber – Galle				
Cholezystitis	↑		↑	
Gallensteine	↑		↑	
Gallenkolik	↑		↑	
Hepatitis	↑		↑	
Bewegungsapparat				
Nackensteifigkeit	↑		↑	
Muskelverspannungen		↓	↑	
erhöhter Muskeltonus		↓	↑	
Sphinkter-Krämpfe		↓		
verkürzte Bänder		↓		
M. Bechterew		↓		
Dupuytren		↓		
Spasmen			↑	
Zuckungen			↑	
Zittern, zittrige Stimme			↑	
Sprechschwierigkeiten			↑	
Tremor, Tics		↓		
Sehnenentzündungen		↓	↑	
Polyarthritis			↑	
niedriger Muskeltonus		↓		↓
Bewegungsapparat				
lockere Bänder		↓		↓
Schlottergelenke	↑			↓
Hernien, Brüche	↑			↓
brüchige Nägel		↓		↓
Kopf				
Migräne			↑	
„Sonntagsmigräne"	↑			↓
Zyklus				
prämenstruelles Syndrom	↑			↓
Schwellungsgefühl in Brüsten und Unterleib		↓		
Schmerzen in Brüsten und Unterleib				↓
unregelmäßiger Zyklus		↓		↓
langer Zyklus, kurze Menses		↓		
Zwischensumme Holz				

Holz	Yin ↑	Yin ↓	Yang ↑	Yang ↓
Zyklus				
plötzliche starke Blutungen		↓	↑	
Herpes genitalis	↑			↓
Genitalmykosen	↑			↓
Unterleibsvarizen	↑			↓
Sehen, Gehör				
Fehlsichtigkeit		↓		↓
starke Fehlsichtigkeit	↑			↓
Tränen und trockene Augen im Wechsel		↓		↓
trockene, entzündete Augen, Retinitis		↓		
Augeninfektionen			↑	
Glaukom	↑		↑	
Allergieneigung			↑	
anhaltender Tinnitus		↓	↑	
Hörsturz		↓	↑	
M. Ménière		↓	↑	
Psyche				
Umgang mit Nervosität und Anspannung:				
• zeigt sie aggressiv			↑	
• zeigt sie, verliert die Kontrolle, zittert		↓		
• total kontrolliert				↓
• seufzt, schluckt sie, Globusgefühl		↓		↓
cholerisch, unkontrolliert, Wutausbrüche		↓	↑	
angespannt, aggressiv, gerötete Augen und Gesicht		↓	↑	
nervös, ärgerlich, irritierbar		↓		↓
unruhige Beine	↑			↓
Unruhe, Schlaflosigkeit		↓	↑	
Ärger und Depressionen		↓	↑	
Reizbarkeit und Depressionen		↓		
durch Ärger introvertiert	↑			↓
Epilepsie			↑	
energetisch blockiert		↓		↓
Emotionen schwächen		↓		↓
depressiv, leise Stimme		↓		↓
Zwischensumme Holz				

Holz	Yin ↑	Yin ↓	Yang ↑	Yang ↓
Psyche				
mangelhaftes Selbstwertgefühl		↓		
Neigung zu Tränenausbrüchen		↓		
Schüchternheit, Unentschlossenheit, Furchtsamkeit				↓
übermäßiger Ärger und Zorn	↑			↓
Blutdruck				
Hypotonie, Parasympathikotonie	↑			↓
Hypotonie, Hypovolämie, Anämie, Blässe		↓		↓
Hypertonie, Sympathikotonie		↓	↑	
Hypertonie, Hypervolämie, Plethora	↑			↓
Modalitäten				
Abneigung gegen Saures	↑		↑	
Verlangen nach Saurem		↓		↓
Abneigung gegen Grün	↑		↑	
Verlangen nach Grün		↓		↓
Summe Holz				

3.3   Schmerzanamnese

Schmerzanamnese	Yin ↑	Yin ↓	Yang ↑	Yang ↓
Über den Elemente-Bezug entscheidet das betroffene Organ: He/Dü = F, MP/Ma = E, Lu/Di = M, Ni/Bl = W, Le/Gb = H				
Linderung durch Wärme	↑			
Verschlimmerung durch Wärme			↑	
Linderung durch Kälte				↓
Verschlimmerung durch Kälte		↓		
Linderung durch Druck		↓		↓
Verschlimmerung durch Druck	↑		↑	
Besserung nach dem Essen		↓		↓
Verschlimmerung nach dem Essen	↑		↑	
Linderung durch Feuchtigkeit			↑	
Verschlimmerung durch Feuchtigkeit	↑			
Zwischensumme Schmerzanamnese				

Schmerzanamnese	Yin ↑	Yin ↓	Yang ↑	Yang ↓
mit Schweregefühl verbunden	↑			
leicht und ermüdend		↓		↓
mit Hitzegefühl			↑	
mit Kältegefühl	↑			
mit viel Schwitzen	↑			
mit sehr trockener Haut		↓		↓
wechselnde Lokalisation			↑	
gleich bleibende Lokalisation	↑			
verursacht durch: • Wind			↑	
• Kälte	↑			
• Hitze	↑		↑	
• Feuchtigkeit	↑			
• Trockenheit		↓		↓
• Entzündung			↑	
Kopfschmerzen				
plötzlich, mit Nackenverspannung, Schweregefühl	↑		↑	
leicht, mit Müdigkeit, Abgeschlagenheit, Leeregefühl		↓		↓
einseitig, mit Übelkeit	↑			
mit Reizbarkeit			↑	
mit Schwindelgefühl		↓	↑	
gerötetes Gesicht, mit Durst			↑	
chronisch				
Summe Schmerzanamnese:				

3.4   Auswertung

3.4.1   Auswertungshilfe

In diese Auswertungshilfe werden alle Einzelergebnisse aus der Anamnese, der Pulsdiagnostik und der Zungendiagnostik eingetragen. Damit können die Ergebnisse leichter in ein Disharmoniebild übersetzt werden. Die Arbeit mit dieser Hilfe wird im Kapitel „Arbeiten mit den Anamnesebögen" (s. S. 87 ff.) praktisch vorgestellt.

Die Ergebnisse					
Elemente	Yin ↑	Yin ↓	Yang ↑	Yang ↓	Disharmoniemuster
F Feuer					
E Erde					
M Metall					
W Wasser					
H Holz					

3.4.2 Auswertungsbogen

Aus dem Auswertungsbogen resultieren die Therapieentscheidungen für den jeweiligen Patienten. Wie die dem energetischen Disharmoniemuster entsprechende Therapie erarbeitet wird, ist in den späteren Kapiteln nebst Fallbeispielen ausführlich beschrieben.

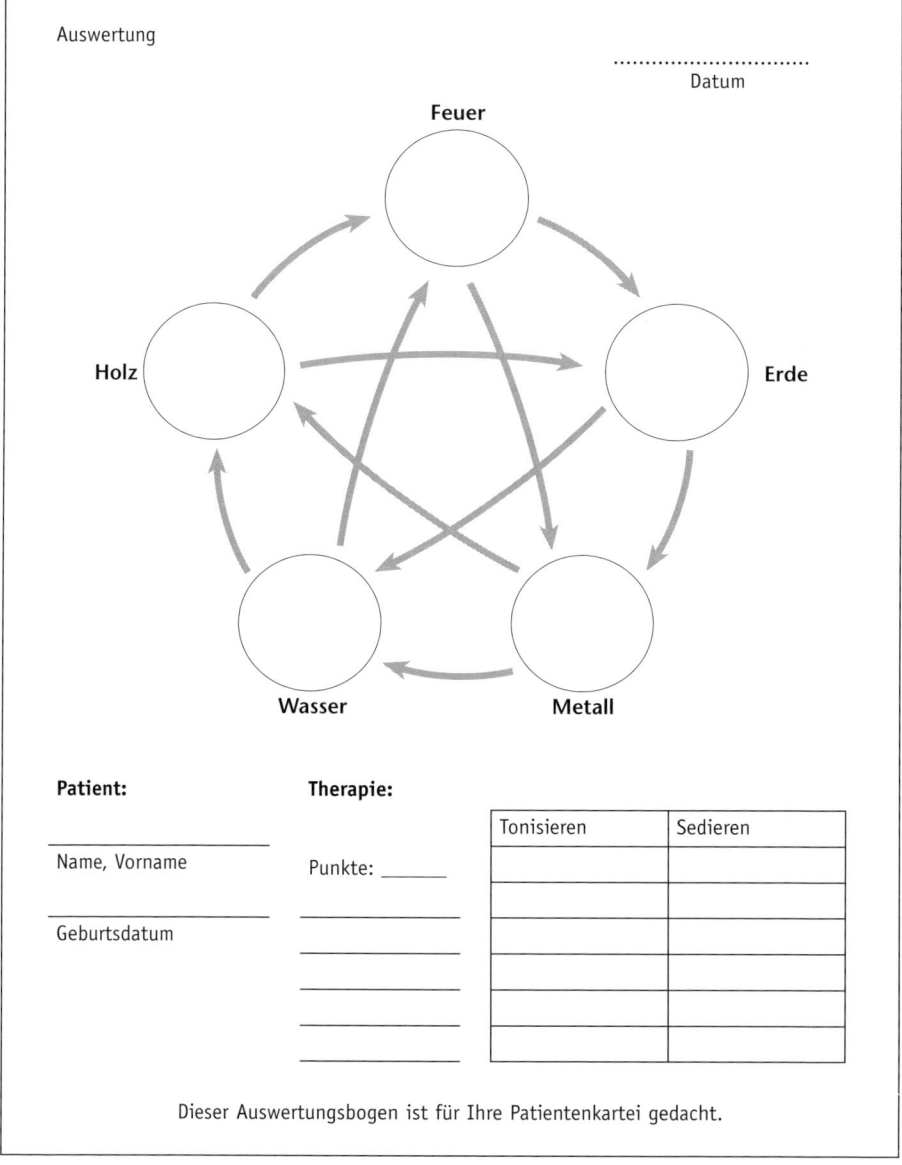

Auswertung

Datum

Feuer

Holz

Erde

Wasser

Metall

Patient:

Name, Vorname

Geburtsdatum

Therapie:

Punkte: _____

Tonisieren	Sedieren

Dieser Auswertungsbogen ist für Ihre Patientenkartei gedacht.

Arbeiten mit den Anamnesebögen

4.1 Grunduntersuchungen

Wie in einer abendländisch orientierten Praxis auch sollten
einige Grunduntersuchungen durchgeführt werden. Diese bestehen aus:

- Inspektion des ganzen Patienten
- Blutdruckmessung
- Pulsmessung (Frequenz)
- ggf. Fiebermessung
- Blutzuckerbestimmung
- ggf. Harnuntersuchung.

Wie an vorheriger Stelle erwähnt, werden die Untersuchungen am Patienten am besten vor der Zungen- und Pulsdiagnostik und auch noch vor der Element-Anamnese mit nachfolgender Schmerzanamnese durchgeführt, um dann einen reinen Frage- und Beobachtungsblock durchzuführen.
Je nach Struktur und Zustand des Patienten (Schmerzpatient) empfiehlt es sich natürlich, die genannte Reihenfolge der Einzelanamnesen zu verlassen und die Schmerzanamnese u. U. noch vor der Zungen- und Pulsdiagnostik durchzuführen, aber das sind Feinheiten aus der Praxis, und zum Glück haben wir hier die Freiheit, auf das Wesen des Patienten in würdigender Art und Weise einzugehen. Die Anamnesebögen lassen eine Flexibilität im Anamneseablauf auf jeden Fall zu. Die Untersuchungsergebnisse werden bis zu Beginn des Frage- und Beobachtungskomplexes „zwischennotiert" und müssen dann an entsprechenden Stellen (Randvermerke mit „U") in die Anamnesebögen vollständig aufgenommen werden.

4.2 Markierungen in den Anamnesebögen

Zum Markieren in den Anamnesebögen erhalten Sie nachfolgend mehrere Beispiele, um sich mit der Praxis vertraut zu machen.

4.2.1 Zungen- und Pulsdiagnostik

Beispiel Zungendiagnostik

Der Patient hat eine raue Zungenspitze (überaktives Yang in Herz oder Lunge = Feuer oder Metall, aber Beobachtungen einer Herzsymptomatik lassen auf das Element Feuer schließen), gerötete Zungenränder (Yang-Exzess in Leber/Gallenblase = Holz) und eine trockene Zungenwurzel (überaktives Yang in Niere/Blase = Wasser).

Auf das Errechnen der Yin- und Yang-Summen, das vom Prinzip her durch die Additionsregeln erfolgt, wird in einem späteren Abschnitt dieses Kapitels näher eingegangen.

Zungendiagnostik	Yin ↑		Yin ↓		Yang ↑		Yang ↓	
Zungenkörper								
rot					(↑)	H		
blass	↑	—						
scharlachrot			↓	—	↑	—		
violett	↑	—					↓	—
sehr feucht	↑	—					↓	—
sehr trocken			(↓)	W	(↑)	W		
dick, mit Zahnabdrücken	↑							
dünn, schmal			↓	—				
rissig und rot			↓	—	↑	—		
rissig und blass			↓	—			↓	—
rau			(↓)	F	(↑)	F		
unbeweglich					↑	—		
zitternd			↓	—				

Yin- und Yang-Summen Zunge:		Yin ↑ / ↓	Yang ↑ / ↓	Yin ↑		Yin ↓		Yang ↑		Yang ↓	
	F =	1 ↓	1 ↑	F		F	1	F	1	F	
	E =			E		E		E		E	
	M =			M		M		M		M	
	W =	1 ↓	1 ↑	W		W	1	W	1	W	
	H =	1 ↑		H	1	H		H		H	

Beispiel Pulsdiagnostik

Pulsdiagnostik	Yin ↑		Yin ↓		Yang ↑		Yang ↓	
Volumen								
groß, klar	(↑)	E			(↑)	E		
fein			↓	—			↓	—
Tiefe								
oberflächlich			(↓)	E	(↑)	E		
tief	↑	—					↓	—

Yin- und Yang-Summen Puls:		Yin ↑ / ↓	Yang ↑ / ↓	Yin ↑		Yin ↓		Yang ↑		Yang ↓	
	F =				F		F		F		F
	E =		2 ↑	1	E	1	E	2	E		E
	M =				M		M		M		M
	W =				W		W		W		W
	H =				H		H		H		H

Der Puls war besonders an der rechten Hand des Patienten in der mittleren Position (Magen und Milz-Pankreas = Erde) sehr klar (Qi-Exzess) und schon beim Anlegen des Fingers – also oberflächlich (überaktives Yang) – zu spüren.

Die Yin- und Yang-Summen ergeben einen **Yang-Exzess in der Erde.** Der Yin-Überschuss aus dem Qi-Exzess und der Yin-Mangel aus dem überaktiven Yang finden in den Summen keine Berücksichtigung, weil sie sich ausgleichen (zur Errechnung der Yin- und Yang-Summen s. Kap. 4.3.).

4.2.2 Element-Anamnesebögen und Schmerzanamnese

Aus allen Anamnesebögen müssen ausreichend Fragen gestellt werden, damit das jeweilige Disharmoniemuster des Elements erkennbar wird, d.h., beantwortet der Patient die gestellte Frage z.B. nach Schlafproblemen oder Auffälligkeiten beim Schlafen (s. Feuer-Anamnese) eindeutig mit nein, kann ich mir diese Antwort, je nach eigener Einschätzung, ggf. durch ein oder zwei ausgewählte Nachfragen aus diesem Bereich nochmals bestätigen lassen (z.B.: „Es ist also auch nicht so, dass Sie „immer müde" sind oder unter „Alpträumen" leiden?"), und kann in der Anamnese bei wiederholter Verneinung nun bereits zum nächsten Bereich übergehen, im Beispiel Feuer-Anamnese wäre dies „Dünndarm".

Sollten Sie ein konkret gegebenes Symptom in den Anamnesebögen nicht vorfinden, so ist das ohne weitere Bedeutung, da das energetische Muster durch die übrigen Fragen bereits bestimmt werden kann.

Die Anamnesebögen der Elemente sind in der Reihenfolge des sog. Mutter-Sohn-Zyklus (s. S. 107) erstellt. Ich weise aber noch einmal in aller Deutlichkeit darauf hin, dass jedes einzelne Element mit allen vier anderen in ganz spezifischen Verbindungen steht, und das bedeutet, dass man keineswegs auf den Fehler verfallen darf, seine Untersuchungen, Befragungen und Beobachtungen jeweils nur auf das Element zu beschränken, auf das uns der Patient mit seiner Leitsymptomatik hinweist. Vielmehr ist es notwendig, immer auch die energetischen Verhältnisse in den anderen Elementen zu erkunden. Oft, und vor allem bei ernsten, diffusen oder chronischen Erkrankungen oder bei allgemeinem Unwohlsein, wird sich zeigen, dass zumindest auch ein oder zwei weitere Elemente in die Disharmonie mit einbezogen sind, wenn nicht gar alle. Die Frage nach den übrigen Elementen entspricht der Frage: Wie und warum ist der Patient erkrankt, was stimmt ansonsten nicht?

Erst das vollständige Bild ermöglicht es dem Therapeuten, eine Kombination von Akupunkturpunkten zu erarbeiten, die den Weg zur Gesundung und Heilung darstellt.

Es stellt sich die Frage nach dem zeitlichen Auftreten und der gegenwärtigen Relevanz in den Anamnese-Bögen: wann ist ein Symptom als gegeben zu werten?

- Wenn ein Symptom akut und gegenwärtig ist, wird es gewertet.
- Wenn es chronisch ist, wird es gewertet.
- Wenn es immer wieder auftritt, also chronisch rezidivierend ist, wird es auch dann gewertet, wenn es aktuell nicht vorhanden ist, wie beispielsweise ein Herpes labialis, eine Neurodermitis, die vielleicht gerade gebessert, aber nicht verschwunden ist, eine Colitis ulcerosa, die gerade keinen Schub aufweist.
- Wenn das Symptom vergangen ist, und sei es durch Operation, Hilfsmittel oder Medikamente, dann wird es nicht gewertet. Diese Situation ist heute z. B. völlig problemlos gegeben bei Fehlsichtigkeit. Eine Ausnahme ist die Situation, in der ein Patient zwar durch Medikamente keine Symptome hat, eine Symptomfreiheit aber nur durch Medikamente erreicht und die Medikamente absetzen will. In diesem Fall ist die Symptomatik als gegeben zu werten, auch wenn sie nicht präsent ist!

Yin- und Yang-Verschiebungen in den Organen. Um letztlich beurteilen zu können, ob eine energetische Verschiebung eher das Yin- oder das Yang-Organ eines Elements betrifft, müssen wir beobachten, ob die Beschwerden das Yang-Organ selbst oder eher die Funktionen des Elements und das Yin-Organ des Elements in Mitleidenschaft gezogen haben. Die Funktionen eines Elements sind den Yin-Organen zugeordnet, d. h., sind Funktionen gestört, muss in den meisten Fällen über das Yin-Organ therapiert werden. Die Beobachtung der Fehlfunktionen von Organen kann den Erkenntnissen der abendländischen Medizin über die einzelnen Organe folgen.

Einige Krankheiten und Symptome wie z.B. der Blutdruck tauchen in mehreren Elementen (in diesem Falle Feuer und Holz) auf, da sie auf energetischen Interaktionen beruhen können. Diese müssen dann in der Therapie aller genannten Elemente Berücksichtigung finden.

Beispiel Feuer-Anamnese / Körpertemperatur

Die Frage nach übermäßigem Schwitzen beantwortet der Patient mit ja, also müssen zwei Pfeile markiert werden, d.h. auf jeden Fall eine Markierung in der Yin ↓ -Spalte, und in den Spalten Yang ↑ und Yang ↓ durch die Antwortwahl nur eine Markierung. Da das energetische Ungleichgewicht, das hier sicher vorliegt, sonst hätte der Patient die Eingangsfrage nach Auffälligkeiten in der Körpertemperatur gleich verneint, nur identifiziert werden kann, indem nun weitere Fragen aus diesem Symptomenkomplex gestellt und beantwortet werden, führe ich meine Fragen deshalb erst einmal in den nächsten Zeilen fort mit „spontanes Schwitzen?" – „ja" und „Nachtschweiß?" – „ja". Jetzt kann ich die Yin-Yang-Disharmonie in Bezug auf die Körpertemperatur des Patienten erkennen, nämlich: 2 Markierungen bei Yin ↓ und bisher 1 Markierung bei Yang ↓. „Spontanes Schwitzen" definiert in diesem Falle die Yang-Disharmonie (Yang ↓), weshalb bei der Antwortauswahl die Markierung bei Yang ↓ zu setzen ist. Würde die Hyperhidrosis bei „viel Schwitzen bei Fieber" auftreten, so wäre sie eine Yang ↑-Disharmonie. Dieser Patient hat also laut Disharmoniemuster (s. Summenzeile) einen **Qi-Mangel im Feuer.**

Feuer	Yin ↑	Yin ↓	Yang ↑	Yang ↓
Körpertemperatur				
Fieber, Hitze, Röte (U)		↓	↑	
wenig Schwitzen trotz Fieber	↑			
viel Schwitzen bei Fieber			↑	
erniedrigte Temperatur (U)		↓		↓
Frösteligkeit, kalte Hände und Füße				↓
blasse, zyanotische Haut (B)		↓		↓
Akrozyanose (B)	↑			
Hyperhidrosis		(↓)	↑	oder (↓)
spontanes Schwitzen				(↓)
Nachtschweiß		(↓)		
Summe:	0	2	0	2

U = Untersuchung, B = Beobachtung

Beispiel Erde-Anamnese / peripheres Bindegewebe

Hier haben wir eine Patientin, 31 Jahre alt und Mutter von zwei Kindern, vor uns, die über einen Gebärmuttervorfall ersten Grades klagt und eine Bindegewebsschwäche aufweist. In diesem Falle entscheidet über die Frage, ob ein Yin ↑ oder ein Yin ↓ vorliegt, allein der Befund über das Bindegewebe, der uns die Ödemneigung verständlicher macht, da er auch die Gefäße betreffen und die Ödeme erklärlich machen kann. Deshalb in der Antwortauswahl die Markierung bei Yin ↓.

Auch hier ein **Qi-Mangel**, diesmal im **Element Erde**.

Erde		Yin ↑	Yin ↓	Yang ↑	Yang ↓
Peripheres Bindegewebe					
♀	Prolapsneigung, Gebärmuttervorfall		↓		↓
	Bindegewebsschwäche		↓		↓
	schwache Muskeln, wenig Fett, Astheniker		↓		↓
	Ödemneigung	↑	oder ↓		↓
	Blutungsneigung, Zwischenblutungen		↓		↓
	Anämie		↓		↓
	eiskalte Hände und Füße	↑	oder ↓		↓
	Summe:	0	3	0	3

Beispiel Feuer-Anamnese / Herz

Bei diesem Patienten, männlich, 28 Jahre alt, stellt sich zunächst einmal in der Grunduntersuchung zum Blutdruck und Puls heraus, dass er Hypertoniker ist und arrhythmisch tachykard. Beide Untersuchungsergebnisse für sich genommen erlauben wegen der „oder"-Alternativen zunächst nur zwei klare Antworten: er weist einen Yin-Überschuss (Yin ↑) aus der Hypertonie und einen Yang-Mangel (Yang ↓) aus der Tachykardie auf. Die Kombination aus den Untersuchungsergebnissen macht aber deutlich, dass es sich sowohl um eine Yang-Mangel-bedingte Hypertonie als auch eine Yin-Überschuss-bedingte Tachykardie handeln muss. Daher in der Antwortauswahl zusätzlich eine Wertung bei Yin ↑ und Yang ↓.

Dieser Patient zeigt also das Bild der **Yin-Stagnation im Feuer.**

Feuer	Yin ↑	Yin ↓	Yang ↑	Yang ↓
Herz				
Hypertonie (U) (s. a. Holz)	(↑)		↑	oder (↓)
Tachykardie, Arrhythmie (U)	(↑)	oder ↓		(↓)
eichte Tachykardie (U)		↓		
Bradykardie (U)	↑			
Herzklopfen		↓		↓
Herzinsuffizienzzeichen (B)				↓
Koronarsklerose, Angina pectoris, Perikarditis	↑			↓
Summe:	2	0	0	2

U = Untersuchung, B = Beobachtung

Beispiel Schmerzanamnese

Lassen Sie uns annehmen, dieser Patient, männlich, 52 Jahre alt, klagt über unklare Schmerzen im Magenbereich (Erde). Der Schmerz wird durch Wärme gelindert (Yin ↑) und nach dem Essen schlimmer (Yin ↑, Yang ↑). Feuchtigkeit in Form von Umschlägen und Trinken (Yang ↑) verbessern das Befinden. Der Schmerz ist mit Schweregefühl verbunden (Yin ↑), ist erstaunlicherweise aber nur leicht und ermüdend (Yin ↓, Yang ↓). Er erzeugt aber ein deutliches Hitzegefühl (Yang ↑). Nach abendländischer Diagnostik wären wir mit der recht unsicheren Diagnose „chronisches Ulkus" konfrontiert und müssten eine invasive Untersuchung einleiten, die chinesische Diagnostik aber sagt uns, dass der Patient einen Qi-Exzess im Element Erde hat (viermal Yin ↑, einmal Yin ↓ sowie dreimal Yang ↑ und einmal Yang ↓, s. u.).

Schmerzanamnese	Yin ↑	Yin ↓	Yang ↑	Yang ↓
Linderung durch Wärme	(↑)			
Verschlimmerung durch Wärme			↑	
Linderung durch Kälte				↓
Verschlimmerung durch Kälte		↓		
Linderung durch Druck		↓		↓
Verschlimmerung durch Druck	↑		↑	
Besserung nach dem Essen		↓		↓
Verschlimmerung nach dem Essen	(↑)		(↑)	
Linderung durch Feuchtigkeit			(↑)	
Verschlimmerung durch Feuchtigkeit	↑			
mit Schweregefühl verbunden	(↑)			
leicht und ermüdend		(↓)		(↓)

Schmerzanamnese	Yin ↑	Yin ↓	Yang ↑	Yang ↓
mit Hitzegefühl			(↑)	
mit Kältegefühl	↑			
mit viel Schwitzen	↑			
mit sehr trockener Haut		↓		↓
wechselnde Lokalisation			↑	
gleich bleibende Lokalisation	(↑)			
Summe Element: Erde	4	1	3	1

4.3 Zwischenauswertung der Summenzeilen in den Anamnesebögen

Sind Zungendiagnostik und Pulsdiagnostik durchgeführt und in die Bögen eingetragen sowie die Anamneseergebnisse in die Elementebögen und den Schmerzanamnesebogen eingeschrieben, ist die Anamnese vollständig und es kann mit der Auswertung begonnen werden.

Wie bereits erwähnt, werden erst einmal alle Markierungen pro Yin- und Yang-Spalten addiert und in der Summenzeile notiert. Dann müssen die beiden Yin- und die beiden Yang-Ergebnisse untereinander aufgerechnet werden, um für jedes Element das entsprechende Disharmoniemuster zu erhalten.

4.3.1 Summenzeile Zungen- und Pulsdiagnostik

Zungendiagnostik

Zungendiagnostik				Yin ↑		Yin ↓		Yang ↑		Yang ↓	
		Yin ↑ / ↓	Yang ↑ / ↓								
Yin- und Yang-Summen Zunge:	F	2 ↑	–	4	F	2	F	1	F	1	F
	E				E		E		E		E
	M	2 ↓	3 ↓		M	2	M		M	3	M
	W	1 ↑	3 ↑	1	W		W	5	W	2	W
	H				H		H		H		H

Durch Addition ergibt sich, wie viele Yin- und Yang-Überschuss- (= +) bzw. -Mangel-Zeichen (= −) die Zunge aufweist, nämlich:

Feuer	4 x Yin ↑ und 2 x Yin ↓	→	[(+4) und (−2)] = 2 x Yin ↑
	1 x Yang ↑ und 1 x Yang ↓	→	[(+1) und (−1)] = Ausgleich
Metall	2 x Yin ↓ ohne Yin ↑	→	= 2 Yin ↓
	3 x Yang ↓ ohne Yang ↑	→	= 3 Yang ↓
Wasser	1 x Yin ↑ ohne Yin ↓	→	= 1 Yin ↑
	5 x Yang ↑ und 2 Yang ↓	→	[(+5) und (−2)] = 3 x Yang ↑

Die Ergebnisse sollten in die leeren Spalten bei „Yin- und Yang-Summen" eingetragen werden.

Pulsdiagnostik

Pulsdiagnostik				Yin ↑		Yin ↓		Yang ↑		Yang ↓	
		Yin ↑ / ↓	Yang ↑ / ↓								
Yin- und Yang-Summen Puls:	F		2 ↑		F		F	3	F	1	F
	E	2 ↓	1 ↓	3	E	5	E		E	1	E
	M		–	2	M	2	M		M		M
	W				W		W		W		W
	H		3 ↓		H		H	4	H	7	H

Die Errechnung der Summenzeile erfolgt analog zur Zungendiagnostik.

4.3.2 Summenzeile Element-Anamnesebögen und Schmerzanamnese

Beispiel Element-Anamnesebögen (1)

Feuer	Yin ↑	Yin ↓	Yang ↑	Yang ↓
<Anzahl der Wertungen aus beiden Seiten!>				
Summe:	5	3	2	7

5 x Yin ↑ und 3 x Yin ↓ ergeben [(+5) und (−3)] = 2 x Yin ↑ = Yin-Exzess
Das heißt, es weisen einige Symptome auf einen Yin-Mangel hin, aber mehrere auf einen Yin-Überschuss. **Es überwiegt der Yin-Überschuss.**
2 x Yang ↑ und 7 x Yang ↓ [(+2) und (−7)] = 5 x Yang ↓ = Yang-Mangel
Einige Symptome sprechen für einen Yang-Überschuss, aber mehrere für einen Yang-Mangel. **Hier überwiegt der Yang-Mangel.**

Beispiel Element-Anamnesebögen (2)

Erde	Yin ↑	Yin ↓	Yang ↑	Yang ↓
<Anzahl der Wertungen aus beiden Seiten!>				
Summe:	6	6	0	2

6 x Yin ↑ und 6 x Yin ↓ [(+6) und (−6)] = relatives Gleichgewicht im Risiko! Yin scheint im Gleichgewicht zu sein, aber schon kleine Veränderungen können es in ein deutliches Ungleichgewicht bringen.

Eine derartige Konstellation erfordert Änderungen im Lebenswandel.

Im vorbezeichneten Beispiel („Erde") bedeutet dies, Änderung der Essgewohnheiten, denn: Das Yin eines jeden Elements wird jeweils ernährt durch ein bestimmtes Grundbedürfnis (Tab. 4-1).

0 x Yang ↑ und 2 x Yang ↓ [(+0) und (−2)] = 2 x Yang ↓ = Yang-Mangel

Tabelle 4-1 Yin-Einflüsse*.	
Betroffenes Element	**Betroffene Lebensweise**
Feuer	Schlafen
Erde	Essen
Metall	Atmen
Wasser	Trinken
Holz	Kommunikation

* Eine Erläuterung der Bedeutung dieser Tabelle erfolgt ausführlich im Kapitel „Die Punktqualitäten", S. 105 ff.

Energetische Abweichungen, die aus der allgemeinen Anamnese (Elemente-Anamnese) weniger als drei Wertungen aufweisen, die sich unter Umständen sogar nur aus den Modalitäten, d.h. Abneigungen oder Vorlieben zusammensetzen (z.B. 2 x Yin ↑, 1 x Yang ↓), sind im Allgemeinen von marginaler Bedeutung.

Wenn aber andererseits nur eine Wertungsabweichung vorliegt, diese aber aus einem quälenden oder akuten Symptom stammt und das benannte Symptom ist von gravierender Bedeutung oder der Patient leidet deutlich darunter, so verdient das natürlich vorrangige Beachtung.

Beispiel Schmerzanamnesebogen

Schmerzanamnese	Yin ↑	Yin ↓	Yang ↑	Yang ↓
<Anzahl der Wertungen aus beiden Seiten!>				
Summe Element: Wasser	1	5	7	2

1 x Yin ↑ und 5 x Yin ↓ [(+1) und (−5)] = 4 x Yin ↓. **Hier überwiegt der Yin-Mangel.**

7 x Yang ↑ und 2 x Yang ↓ [(+7) und (−2)] = 5 x Yang ↑

Bei der Zwischenauswertung der Schmerzanamnese ist im Hinblick auf den Elementebezug zu beachten, welches Organ betroffen ist. Hier ist es die Blase (Element Wasser).

4.4 Übertragung aller Anamnese- ergebnisse in den Auswertungsbögen

Die Ergebnisse der Anamnese von Yin und Yang in den fünf Elementen (Bewertungen der Summenzeilen) sind schließlich – umgesetzt in das jeweilige Disharmoniemuster – in den Auswertungsbogen (s. S. 86) einzutragen, um ein vollständiges Bild der energetischen Verhältnisse des Patienten zu erhalten, denn erst auf dieser Basis lässt sich die zutreffende Therapie erarbeiten.

Für diesen Vorgang können Sie die Auswertungshilfe (s. S. 85) verwenden. Zwar bedeutet dies einen zusätzlichen Arbeitsschritt, doch dieser sichert Ihnen das korrekte Ergebnis, bis Sie die Auswertung bei entsprechender Praxis mühelos beherrschen.

Über die tabellarische Auswertung hinaus sind natürlich der gesunde Menschenverstand und die Menschenkenntnis des Therapeuten immer noch gefragt, denn es ist einsichtig, dass z.B. eine Symptomatik wie dünne, trockene Haut (Yin ↓ und Yang ↓ im Element Metall, ein konstitutionelles Merkmal, s. Anamnesebögen) weniger Gewicht besitzt als eine trockene Bronchitis (ebenfalls Yin ↓ und Yang ↓ im Element Metall, ein akutes Symptom).

Die Leitsymptomatik steht immer im Vordergrund, d.h. der Patient will eine Heilung seines akuten oder aktuellen Zustands. Außerdem ist zu berücksichtigen, welchen Wert der Patient seinen Symptomen beimisst. Wenn er unter seiner Haut leidet, so besitzt diese Kennung einen anderen Wert, als wenn es schon immer so war und er sich damit gut arrangiert hat. In ersterem Fall ist natürlich therapeutisches Eingreifen geboten.

4.4.1 Beispiel 1

Zungendiagnostik				Yin ↑		Yin ↓		Yang ↑		Yang ↓	
Yin- und Yang-Summen Zunge:		Yin ↑ / ↓	Yang ↑ / ↓								
	F	4 ↓	1 ↑	F		F	4	F	1	F	
	E			E		E		E		E	
	M	–		M		M		M		M	
	W	1 ↓	3 ↑	W		W	1	W	3	W	
	H		1 ↑	H		H		H	1	H	

- Feuer hat einen Yin-Mangel mit 4 Wertungen und einen Yang-Überschuss mit 1 Wertung: **überaktives Yang**
- Wasser: Yin-Mangel mit 1 Wertung und Yang-Überschuss mit 3 Wertungen: **überaktives Yang**
- Holz: Yang-Überschuss mit 1 Wertung: **Yang-Exzess.**

Pulsdiagnostik		Yin ↑/↓	Yang ↑/↓	Yin ↑		Yin ↓		Yang ↑		Yang ↓	
Yin- und Yang-Summen Puls:	F				F		F		F		F
	E		2 ↑	1	E	1	E	2	E		E
	M				M		M		M		M
	W				W		W		W		W
	H	1 ↓	3 ↑	2	H	3	H	4	H	1	H

Die Pulsdiagnose ergibt:

- Erde: 2 Wertungen für einen **Yang-Exzess**
- Holz einen leichten Yin-Mangel und einen Yang-Überschuss: **überaktives Yang**.

Feuer			Yin ↑	Yin ↓	Yang ↑	Yang ↓
	Yin ↑/↓	Yang ↑/↓				
Summe:	4 ↑	6 ↓	6	2	1	7

Feuer weist einen Yin-Überschuss mit 4 Wertungen auf sowie einen Yang-Mangel mit 6 Wertungen auf: Yin ↑ und Yang ↓ ergibt als Disharmonie-Muster die **Yin-Stagnation.**

Erde			Yin ↑	Yin ↓	Yang ↑	Yang ↓
	Yin ↑/↓	Yang ↑/↓				
Summe:	1 ↓	5 ↑	1	2	5	0

Erde hat zwar einen Yin-Mangel, da dieser aber nur 1 Wertung aufweist, ist er zunächst ohne größere Bedeutung, es sei denn, Zunge und Puls würden den gleichen Hinweis geben, dann müsste er Berücksichtigung finden. Der Yang-Überschuss jedoch fällt auf: Yang ↑ allein ist der **Yang-Exzess.**

Metall			Yin ↑	Yin ↓	Yang ↑	Yang ↓
	Yin ↑/↓	Yang ↑/↓				
Summe:	2 ↓	1 ↑	0	2	2	1

Im Metall finden wir ein annähernd relatives energetisches Gleichgewicht, da zwei der Yin- und Yang-Mangel-Wertungen aus den Modalitäten stammen: Patient mag nichts Scharfes essen. Damit haben wir einen Yin-Mangel mit 2 Wertungen und einen Yang-Überschuss mit 1 Wertung, das **überaktive Yang.**

Wasser			Yin ↑	Yin ↓	Yang ↑	Yang ↓
	Yin ↑ / ↓	Yang ↑ / ↓				
Summe:	5 ↓	6 ↓	0	5	2	8

Im Wasser überwiegt ganz eindeutig der Yin- und Yang-Mangel mit 5 bzw. 6 Wertungen. Yin ↓ und Yang ↓ ergeben das Disharmonie-Muster **Qi-Mangel.**

Holz			Yin ↑	Yin ↓	Yang ↑	Yang ↓
	Yin ↑ / ↓	Yang ↑ / ↓				
Summe:	3 ↓	5 ↑	1	4	6	1

Das Element Holz hat den Yin-Mangel mit 3 Wertungen und den Yang-Überschuss mit 5 Wertungen. Yin ↓ und Yang ↑ sind zusammen **überaktives Yang.**

Schmerz-anamnese			Yin ↑	Yin ↓	Yang ↑	Yang ↓
	Yin ↑ / ↓	Yang ↑ / ↓				
Summe Element: Holz:	3 ↑	2 ↑	5	2	4	2

Die Schmerzanamnese zum Element Holz, z.B. Gallenblasenbeschwerden, hat **Qi-Exzess** zum Ergebnis.

Nun kann mit der Übertragung in die Auswertungshilfe (s. nachfolgende Tabelle) begonnen werden. Sie sieht nach den Einzelergebnissen folgendermaßen aus:

Elemente	Yin ↑	Yin ↓	Yang ↑	Yang ↓	Disharmoniemuster
F	4	4 (Z)	1 (Z)	6	Yang-Mangel
Feuer	–	–		5	
E		1	2 (P) 5		Yang-Exzess
Erde	–	–*	7	–	
M		2	1		überaktives Yang
Metall	–	2	1	–	
W	4	1 (Z) 5	3 (Z)	6	Qi-Mangel
Wasser	–	6		3	
H	3 (S)	1 (P) 3	3 (P) 5 2 (S) 1 (Z)		überaktives Yang
Holz	–	1	11	–	

*Da keine weiteren Zeichen aus Zungendiagnostik oder Pulsdiagnostik vorlagen, findet der Yin-Mangel keine Beachtung.

Die Disharmoniemuster werden als Endergebnis der Diagnosestellung schließlich graphisch umgesetzt und in den Auswertungsbogen übertragen (Abb. 4-1). Auf der Basis dieses Auswertungsbogens kann anschließend, nach den Regeln der Traditionellen Chinesischen Medizin in Bezug auf die Punktqualitäten (s. S. 105 ff.), die Therapie festgelegt werden. Diese muss bei allen Mangel- und Überfluss-Zuständen berücksichtigen, wie die vorhandene Energie so verschoben werden kann, dass dadurch nicht an einer anderen Stelle oder in einem anderen Element ein Ungleichgewicht entsteht. Ein Mangel kann nur ausgeglichen werden, wenn an einer passenden anderen Stelle ein Überfluss besteht, und ein Überschuss kann nur sediert (vermindert) werden, wenn in einem passenden anderen Element ein Mangel vorliegt.

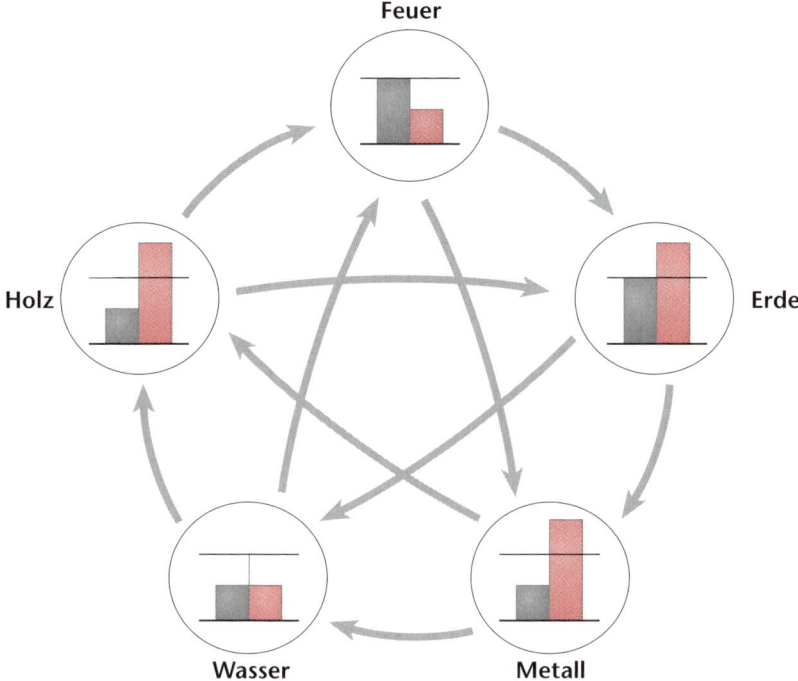

Abb. 4-1 In den Auswertungsbogen umgesetzte Disharmoniemuster als Grundlage zur Erarbeitung einer Therapie.

4.4.2 Beispiel 2

Zungen- und Pulsdiagnose haben beim Patienten keine Auffälligkeiten ergeben. Die Elementanamnese zeigt folgende Werte:

Feuer			Yin ↑	Yin ↓	Yang ↑	Yang ↓
	Yin ↑ / ↓	Yang ↑ / ↓				
Summe:	6 ↑	4 ↑	7	1	5	1

Im Feuer überwiegen der Yin-Überschuss (6 x) und der Yang-Überschuss (4 x): Yin ↑ und Yang ↑ ergeben den **Qi-Exzess.**

Erde			Yin ↑	Yin ↓	Yang ↑	Yang ↓
	Yin ↑ / ↓	Yang ↑ / ↓				
Summe:	4 ↓	8 ↓	0	4	3	8

Erde weist im Gegensatz zum Feuer den Yin-Mangel (4 x) und den Yang-Mangel (5 x) auf: Yin ↓ und Yang ↓ = **Qi-Mangel.**

Wahrscheinlich besteht eine Beziehung zwischen dem Ungleichgewicht von Feuer und von Erde, man kann die Blockierung des Energieflusses vermuten.

Metall			Yin ↑	Yin ↓	Yang ↑	Yang ↓
	Yin ↑ / ↓	Yang ↑ / ↓				
Summe:	1 ↓	6 ↓	1	2	1	7

Im Metall ist das Yin einigermaßen im Gleichgewicht, aber es liegt ein Yang-Mangel vor. Yang ↓ = **Yang-Mangel.**

Wasser			Yin ↑	Yin ↓	Yang ↑	Yang ↓
	Yin ↑ / ↓	Yang ↑ / ↓				
Summe:	6 ↑	–	6	0	1	1

Das energetische Bild von Wasser ist als positiv zu werten, denn ein Yin-Überschuss im Wasser hat grundsätzlich kaum oder nur selten eine pathologische Bedeutung. Yin ↑ = **Yin-Exzess.**

Holz			Yin ↑	Yin ↓	Yang ↑	Yang ↓
	Yin ↑ / ↓	Yang ↑ / ↓				
Summe:	–	4 ↓	2	2	4	0

Im Holz liegt ein Yang-Überschuss mit 4 Wertungen vor. Yang ↑ = **Yang-Exzess.** Da der Patient keine Schmerzsymptome äußert, ist die Anamnese abgeschlossen. Es kann mit der weiteren Auswertung, als nächstem Schritt mit der Auswertungshilfe, begonnen werden. So erhalten wir den Überblick über die Disharmoniemuster, die uns unser Patient zum gegenwärtigen Zeitpunkt „anbietet".

Die Disharmoniemuster werden nun wieder graphisch in den Auswertungsbogen übertragen, wodurch sich das in Abbildung 4-2 ersichtliche Bild ergibt (zur Festlegung einer Therapie s. S. 105 ff.).

Elemente	Yin ↑	Yin ↓	Yang ↑	Yang ↓	Disharmoniemuster
F Feuer					Qi-Exzess
	6		4		
E Erde					Qi-Mangel
		4		8	
M Metall					Qi-Mangel
		1		6	
W Wasser					Yin-Exzess
	6				
H Holz					Yang-Exzess
			4		

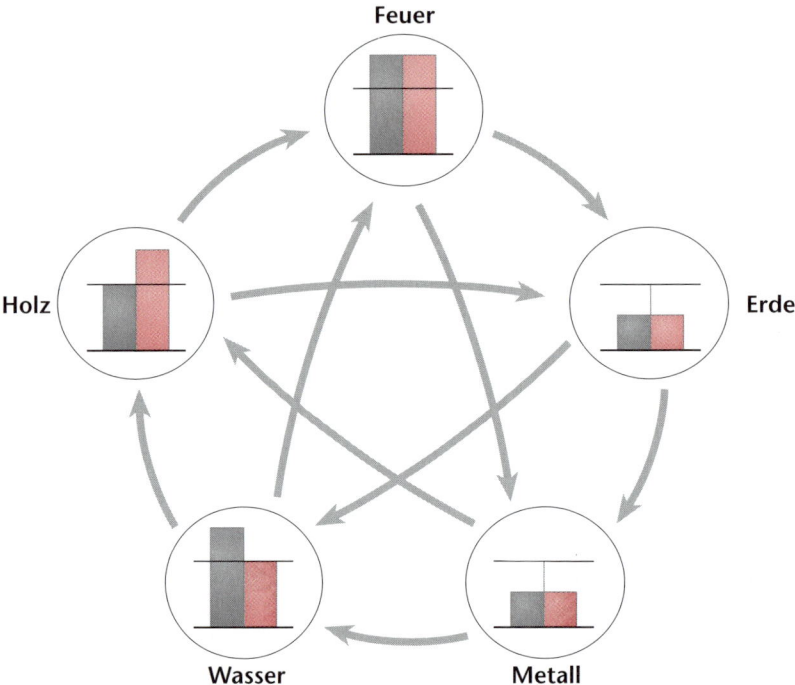

Abb. 4-2 In den Auswertungsbogen umgesetzte Disharmoniemuster als Grundlage zur Erarbeitung einer Therapie.

Die Punktqualitäten

5

Ab hier sollten Sie den **Elementestern** (Abb. 5-1 und letzte Umschlagseite) zum Vergleich heranziehen. Die Punktauswahl orientiert sich an ihm und ist im Vergleich herauszufinden. Damit lernen Sie den Umgang mit dem Elementestern, der Grundlage für das Finden der angemessenen Therapiepunkte ist.

In diesem Kapitel sollen die Eigenschaften der verschiedenen Akupunkturpunkte – also ihr therapeutischer Nutzen – beschrieben werden: Ob sie Yin oder Yang steigern (= Tonisierung, bei einem Mangel notwendig) oder senken (= Sedierung, bei einem Überschuss notwendig) und mit welchen Elementen bzw. Organen sie den Meridian, auf dem sie liegen, in Verbindung bringen. Außerdem sollen die energetischen Eigenschaften, nicht aber die lokalen, spezifischen oder schmerztherapeutischen Wirkungen benannt werden, das heißt z.B.: Herz 7 (He 7, chinesisch *shenmen*) ist Sedierungspunkt, *Yuan*-Punkt, Anti-Depressionspunkt und auch bei Schmerzen im Handgelenksbereich indiziert, Lunge 9 (Lu 9, *taiyuan*) ist Tonisierungspunkt, *Yuan*-Punkt, antidepressiv und ebenfalls für Schmerzen im Handgelenksbereich, Magen 36 (Ma 36, *zusanli*) ist Stunden- oder Elementepunkt, hilft gegen Schmerzen im Kniegelenk und Oberbauch, hat vegetativ und seelisch ausgleichende Wirkung.

Auf diese Weise sind vielen Akupunkturpunkten verschiedene systemische, lokale und psychische Indikationen und Wirkungsweisen zugeschrieben, ich werde mich hier aber wie gesagt nur der energetischen Bedeutung zuwenden. Weitere Bedeutungen sind in anderen Kapiteln enthalten, oder sie sind einem Topographie-Buch zu entnehmen.

Es ist Aufgabe des Therapeuten, anhand der Punktqualitäten eine individuell passende Therapie zusammenzustellen. Die Therapie wird dem energetischen Disharmoniemuster entsprechend gewählt, um den gesamten Organismus zu reharmonisieren. Das Symptom, von dem der Patient berichtet, wird außer in der Schmerztherapie weder vorrangig noch direkt behandelt, sondern immer der ganze Mensch. Als **Richtlinie für die Punktauswahl** sollten Sie sich folgenden Satz merken:

Je weniger Punkte, desto größer der Meister.

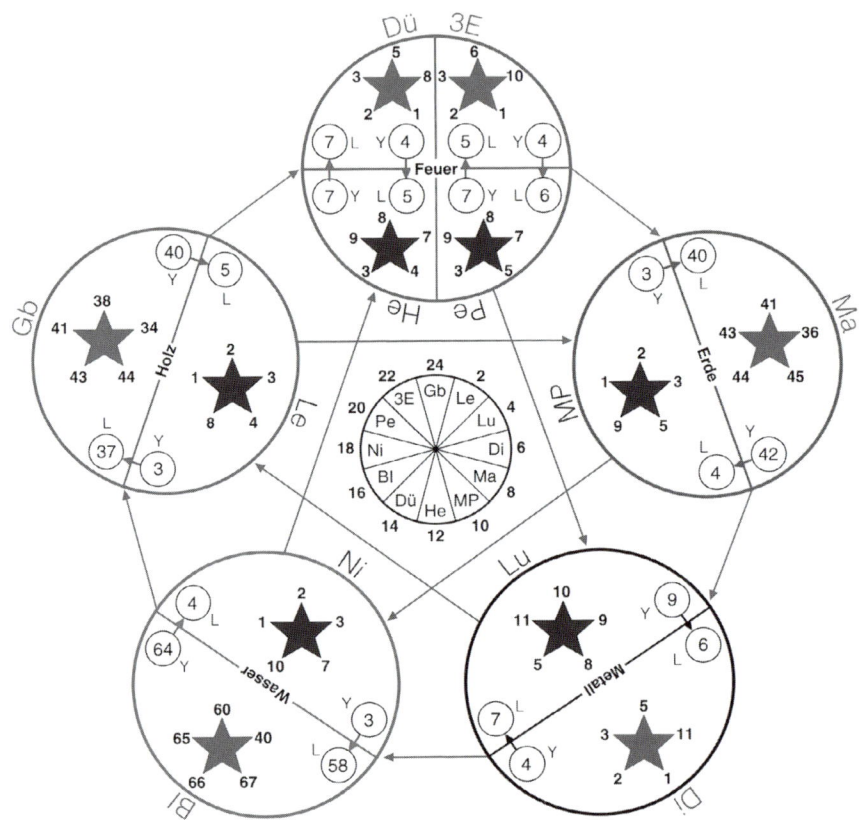

Abb. 5-1 Elementestern

Die *Shu-*, *Mu-* und *Xi*-Punkte

	Lu	Di	Ma	MP	He	Dü	Bl	Ni	Pe	3E	Gb	Le
Shu Höhe proc. spin.	Bl 13 T3	Bl 25 L4	Bl 21 T12	Bl 20 T11	Bl 15 T5	Bl 27 S1	Bl 28 S2	Bl 23 L2	Bl 14 T4	Bl 22 L1	Bl 19 T10	Bl 18 T9
Mu	Lu 1	Ma 25	Ren 12	Le 13	Ren 14	Ren 4	Ren 3	Gb 25	Ren 17	Ren 5	Gb 24	Le 14
Xi	Lu 6	Di 7	Ma 34	MP 8	He 6	Dü 6	Bl 63	Ni 5	Pe 4	3E 7	Gb 36	Le 6

Meisterpunkte der acht Extrameridiane

Ren Mai: Lu 7	Yinqiao: Ni 6	Yinwei: Pe 6	Dai Mai: Gb 41
Du Mai: Dü 3	Yangqiao: Bl 62	Yangwei: 3E 5	Chong Mai: MP 4

Allgemeine Meisterpunkte

Yin-Organe	Yang-Organe	Atmungs-organe	Blut	Muskeln Sehnen	Knochen	Mark	Gefäße
Le 13	Ren 12	Ren 17	Bl 17/MP10	Gb 34	Bl 11	Gb 39	Lu 9

Das soll heißen, dass es in den meisten Fällen mehrere Möglichkeiten der Punkt-
wahl gibt, wobei immer diejenige gewählt werden sollte, die mit der niedrigsten
Anzahl von Nadeln auskommt.

Unter einem gewissen Gesichtspunkt können wir uns Yin und Yang als Energien
vorstellen, die sich – vielleicht elektrischem Strom oder Wasser vergleichbar –
nach bestimmten Gesetzmäßigkeiten zwischen den fünf Elementen in Bewegung
befinden. Dabei folgen sie zunächst einmal dem Mutter-Sohn-Zyklus, dem so
genannten Ernährungszyklus, in dem die Energie von der Mutter an den Sohn
weitergegeben wird (Tab. 5-1). Dadurch wird die Energie im Mutter-Element
weniger, d.h. sediert, und im Sohn-Element mehr, d.h. tonisiert. Der Mutter-
Sohn-Zyklus entspricht der Reihenfolge der Elemente im Elemente-Zyklus des
Elementesterns (Abb. 5-2).

Tabelle 5-1 Mutter-Sohn-Zyklus/Ernährungszyklus (= äußere Pfeile im Elementestern).

Feuer ist die Mutter von Erde	→	Feuer ernährt Erde
Erde ist die Mutter von Metall	→	Erde ernährt Metall
Metall ist die Mutter von Wasser	→	Metall ernährt Wasser
Wasser ist die Mutter von Holz	→	Wasser ernährt Holz
Holz ist die Mutter von Feuer	→	Holz ernährt Feuer
Feuer ist der Sohn von Holz	→	Feuer lebt von Holz
Erde ist der Sohn von Feuer	→	Erde lebt von Feuer
Metall ist der Sohn von Erde	→	Metall lebt von Erde
Wasser ist der Sohn von Metall	→	Wasser lebt von Metall
Holz ist Sohn von Wasser	→	Holz lebt von Wasser

Die Yin- und Yang-Energie fließt, durch verschiedene Tonisierungs- und Sedie-
rungspunkte beeinflussbar, von der Mutter zum Sohn. Bei der Tonisierung bzw.
Sedierung machen wir uns die Tatsache zunutze, dass jedes Organ in den fünf
Elementen jeweils einen Feuer-, Erd-, Metall-, Wasser- und Holz-Punkt besitzt,
der den Meridian/das Organ mit dem genannten Element in Verbindung setzt.
Diese Punkte sind an den kleinen Sternen in den jeweiligen Elemente-Kreisen zu
finden (Abb. 5-3), und ihre Positionierung entspricht der der Kreise im großen
Elemente-Stern.

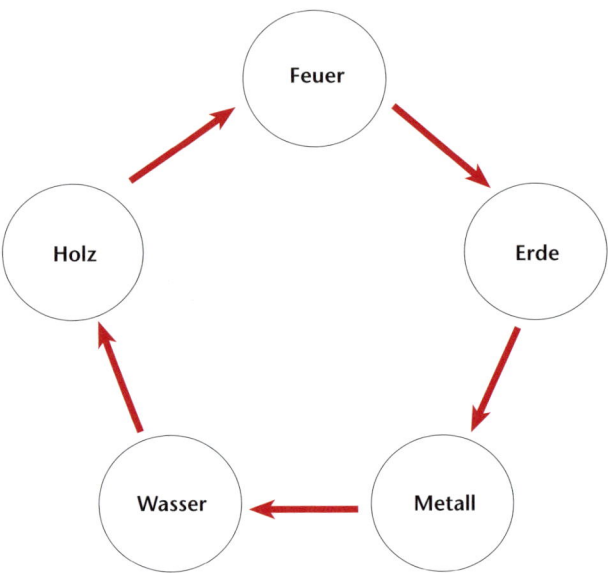

Abb. 5-2 Mutter-Sohn-Zyklus.

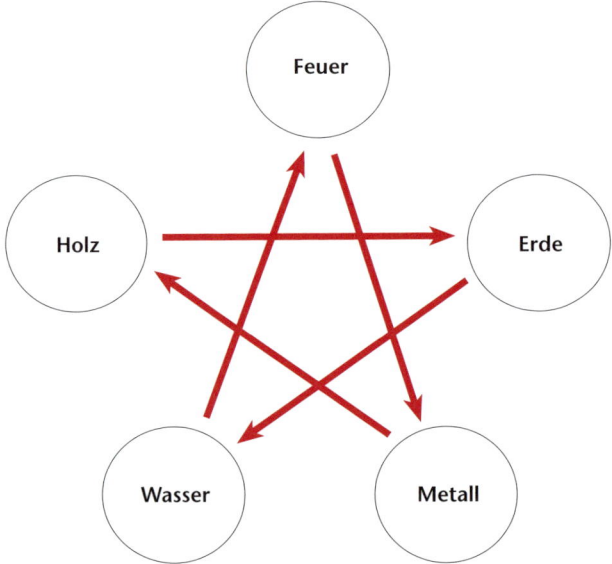

Abb. 5-3 Kontrollierender/komplementärer Zyklus
Großmutter-Enkel-Beziehung.

In der Grafik des Elementesterns ist:
- Feuer-Punkt immer Mitte oben: **F**
- Erd-Punkt immer rechts oben: **E**
- Metall-Punkt immer rechts unten: **M**
- Wasser-Punkt immer links unten: **W**
- Holz-Punkt immer links oben: **H.**

> **Die Punktcharakteristik gilt für alle zwölf Organe bzw. Hauptmeridiane in den fünf Elementen. Die Lokalisierung der Akupunkturpunkte erfolgt nach einem Akupunkturatlas.**

Wir unterscheiden **verschiedene Punktqualitäten,** auf die ich im Folgenden näher eingehe. Ihre Qualitäten beziehen sich, wie gesagt, auf den Einfluss, den sie auf Yin oder Yang haben. Die Punktqualitäten sind:

- Tonisierungspunkte
- Sedierungspunkte
- Ko-Zyklus Enkel-Punkte
- Ko-Zyklus Großmutter-Punkte
- Elemente-/Stundenpunkte
- *Shu*-Punkte, Zustimmungspunkte
- *Mu*-Punkte, Alarmpunkte
- *Xi*-Punkte, Kardinal- oder Akutpunkte
- *Yuan*-Punkte, Quellpunkte
- *Luo*-Punkte, Durchgangs- oder Passagepunkte.

5.1 Tonisierungspunkte

Der Tonisierungspunkt eines Meridians bzw. Organs ist der Punkt, der auf das **Mutter-Element** verweist (s. o.). So ist z. B. Feuer die Mutter von Erde. Der Tonisierungspunkt ist also der Feuer-Punkt im Element Erde. Wir müssen beachten, welches das Mutter-Element des Elements ist, in dem eine Tonisierung vorgenommen werden soll.
Der Tonisierungspunkt eines Meridians tonisiert die organeigene Energie (Yin bei Yin-Organen, Yang bei Yang-Organen), indem er sie vom Mutter-Element bezieht.

> **Achtung: Die Energie des Mutter-Elements wird dadurch vermindert!**

Die Tonisierungspunkte in den Elementen sind (die Punktnummern sind wie alle übrigen im Folgenden genannten im Elementetestern im jeweiligen Element an der jeweiligen Elemente-Position bzw. in den Tabellen darunter zu finden):

- **Feuer**-Element: **Holz**-Punkte He 9, Dü 3 und Pe 9, 3E 3
- **Erd**-Element: **Feuer**-Punkte MP 2, Ma 41
- **Metall**-Element: **Erd**-Punkte Lu 9, Di 11
- **Wasser**-Element: **Metall**-Punkte Ni 7, Bl 67
- **Holz**-Element: **Wasser**-Punkte Le 8, Gb 43.

Das heißt z.B., dass der Tonisierungspunkt Ma 41 auf dem Yang-Meridian Magen die Yang-Energie im Erd-Element tonisiert und dadurch die Yang-Energie im Feuer-Element sediert.
Ein anderes Beispiel:

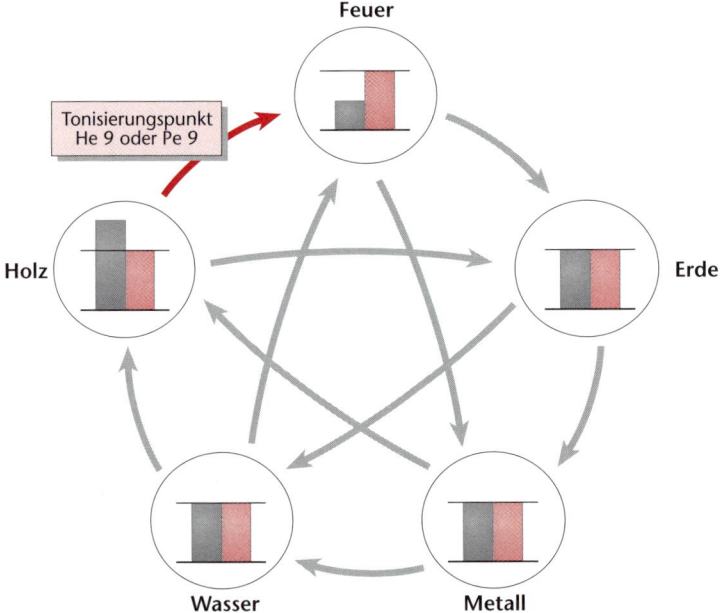

Abb. 5-4

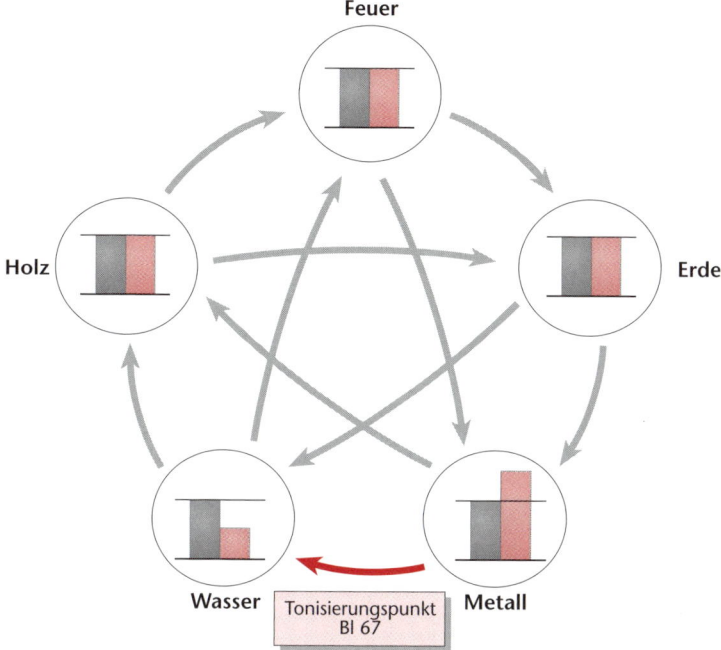

Abb. 5-5

5.2 Sedierungspunkte

Der Sedierungspunkt eines Meridians ist der Punkt, der auf das **Sohn-Element** verweist (s. S. 107). So ist z.B. Holz der Sohn von Wasser. Der Sedierungspunkt ist also der Holz-Punkt im Element Wasser. Es muss demnach darauf geachtet werden, welches das Sohn-Element des Elements ist, in dem eine Sedierung vorgenommen werden soll.

Der Sedierungspunkt sediert oder beruhigt die organeigene Energie (Yin bei Yin-Organen, Yang bei Yang-Organen), indem er sie an das Sohn-Element weitergibt.

> **Achtung: Die Energie des Sohn-Elements wird dadurch vermehrt!**

Zur Sedierung muss bei der Nadelung immer eine Sedierungstechnik (s. S. 149) eingesetzt werden.

Die Sedierungspunkte in den Elementen sind:

- **Feuer**-Element: **Erd**-Punkte He 7, Dü 8 und Pe 7, 3E 10
- **Erd**-Element: **Metall**-Punkte MP 5, Ma 45

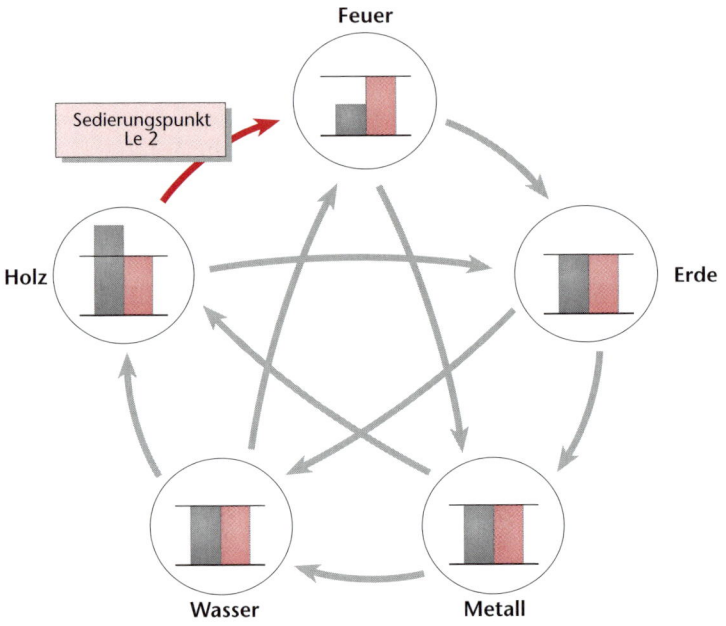

Abb. 5-6

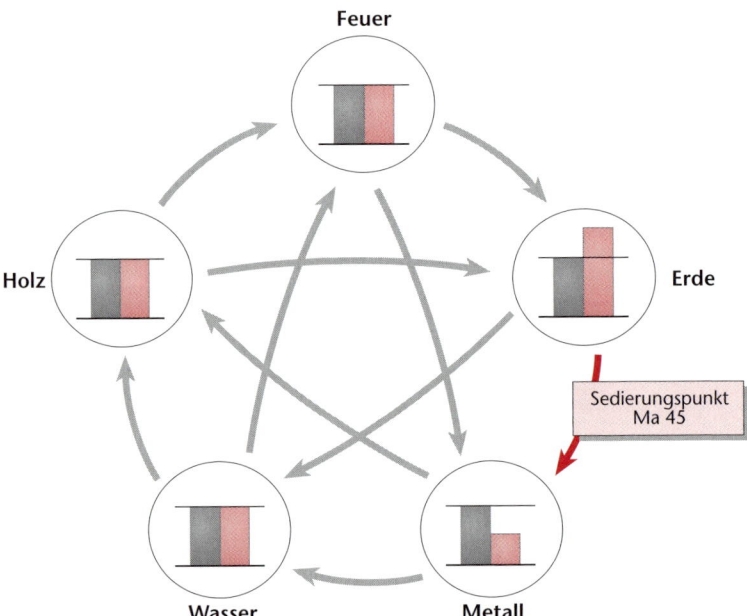

Abb. 5-7

- **Metall**-Element: **Wasser**-Punkte Lu 5, Di 2
- **Wasser**-Element: **Holz**-Punkte Ni 1, Bl 65
- **Holz**-Element: **Feuer**-Punkte Le 2, Gb 38.

Das heißt z.B., dass der Sedierungspunkt Lu 5 auf dem Yin-Meridian Lunge die Yin-Energie im Metall-Element sediert und damit die Yin-Energie im Wasser-Element tonisiert.

5.3 Ko-Zyklus Enkel-Punkte

Der Punkt eines Meridians, der auf das „Enkel-Element", das übernächste Element verweist, besitzt für das Organ selbst ebenfalls Sedierungsqualität (Sedierungstechnik einsetzen!).
Der Enkel-Punkt sediert die meridianeigene Energie (Yin bei Yin-Organen, Yang bei Yang-Organen) und gibt sie an das Organ weiter, das im Enkel-Element in der jeweils kontrollierenden/ergänzenden Energie steht.
Das bedeutet z.B., dass die Yin-Energie aus dem Yin-Meridian des Feuer-Elements an den Yang-Meridian im Metall-Element weitergegeben wird, die Yang-Energie aus dem Yang-Meridian im Erd-Element wird an den Yin-Meridian im

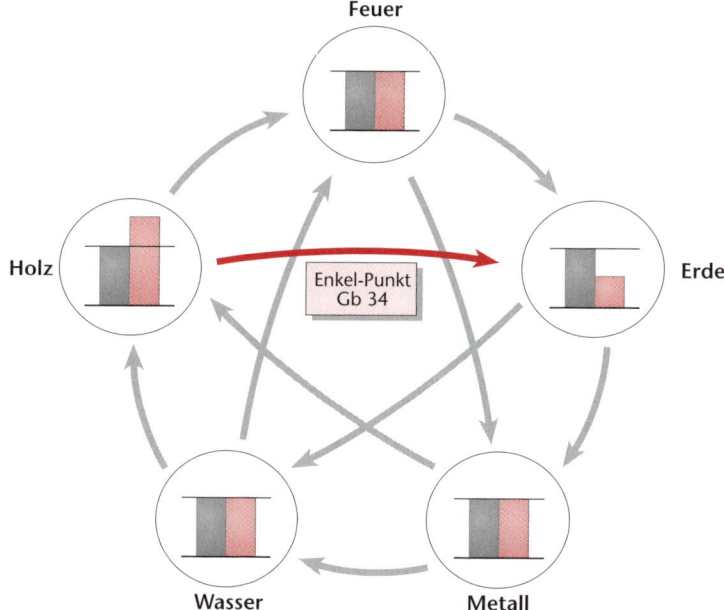

Abb. 5-8

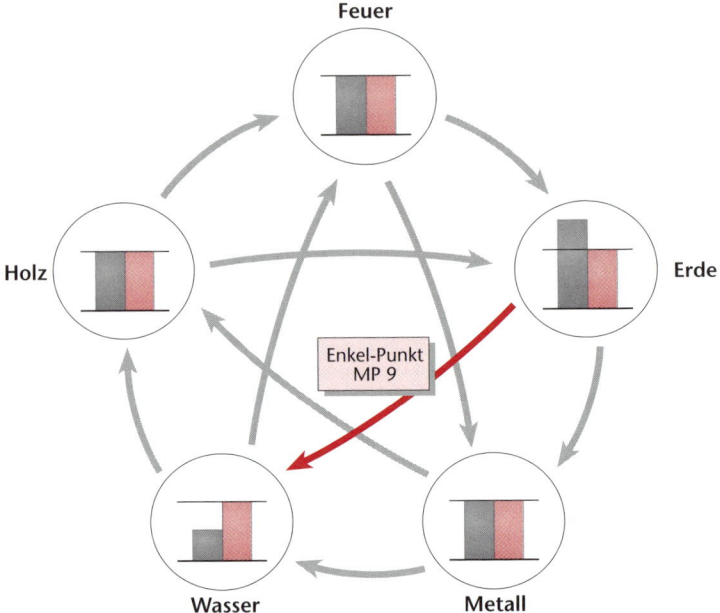

Abb. 5-9

Wasser-Element weitergegeben usw. Diese Wandlungsphase der Energien entspricht den Gesetzmäßigkeiten des so genannten Ko-Zyklus oder kontrollierenden Zyklus, weil die Energie eines Elements (Yin oder Yang) an die kontrollierende/ ergänzende Energie des übernächsten Elements (Yang oder Yin) weitergegeben wird.

- Feuer-Yin geht an Metall-Yang → Feuer kontrolliert Metall.
- Erde-Yin geht an Wasser-Yang → Erde kontrolliert Wasser.
- Metall-Yin geht an Holz-Yang → Metall kontrolliert Holz.
- Wasser-Yin geht an Feuer-Yang → Wasser kontrolliert Feuer.
- Holz-Yin geht an Erde-Yang → Holz kontrolliert Erde.
- Feuer-Yang geht an Metall-Yin → Feuer kontrolliert Metall.
- Erde-Yang geht an Wasser-Yin → Erde kontrolliert Wasser.
- Metall-Yang geht an Holz-Yin → Metall kontrolliert Holz.
- Wasser-Yang geht an Feuer-Yin → Wasser kontrolliert Feuer.
- Holz-Yang geht an Erde-Yin → Holz kontrolliert Erde.

Oder allgemeiner ausgedrückt: Steche ich in einem Element den Enkel-Punkt, so bewirke ich in dem Element selbst eine Sedierung der Energie des Meridians, den ich nadele, und eine Tonisierung der gleichen Energie im komplementären Organ des Enkels.

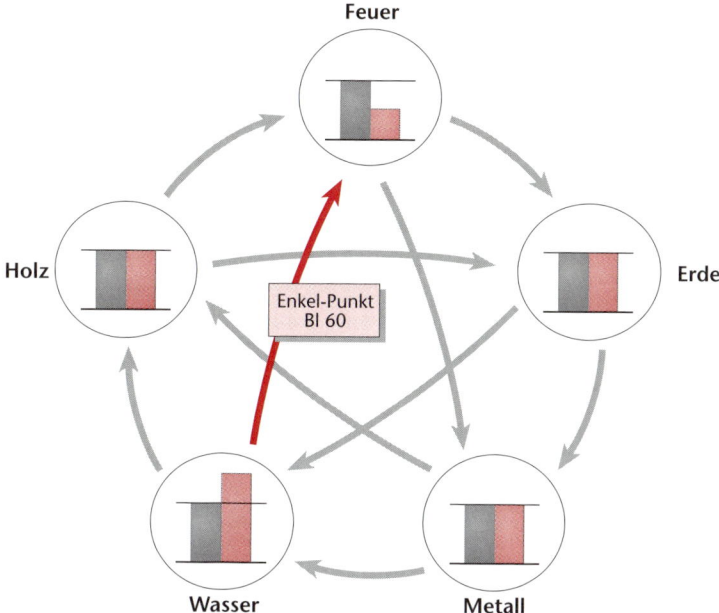

Abb. 5-10

- Yin-„Großmutter" → Yin-Sedierung, Yang-„Enkel" → Yin-Tonisierung.
- Yang-„Großmutter" → Yang-Sedierung, Yin-„Enkel" → Yang Tonisierung.

Das bedeutet, dass z. B. He 4 (Metall-Punkt im Feuer) Herz-Yin bzw. Feuer-Yin sediert und Dickdarm-Yin bzw. Metall-Yin tonisiert, oder Ma 44 (Wasser-Punkt in Erde) Magen-Yang bzw. Erde-Yang sediert und Nieren-Yang bzw. Wasser-Yang tonisiert.

5.4 Ko-Zyklus Großmutter-Punkte

Der Punkt eines Meridians, der auf das Großmutter-Element, das vorletzte Element verweist, das Element, das zwei „Generationen" vor dem behandelten liegt, besitzt für das Organ selbst Tonisierungsfunktion.

Der Großmutter-Punkt tonisiert die jeweils kontrollierende oder komplementäre Energie (Yang bei Yin-Organen, Yin bei Yang-Organen).

Diese Energie bezieht er aus dem Großmutter-Element, die dadurch sediert wird.

- Feuer-Yin holt Yang aus Wasser-Yang → Feuer wird kontrolliert durch Wasser.
- Erde-Yin holt Yang aus Holz-Yang → Erde wird kontrolliert durch Holz.
- Metall-Yin holt Yang aus Feuer-Yang → Metall wird kontrolliert durch Feuer.

- Wasser-Yin holt Yang aus Erde-Yang → Wasser wird kontrolliert durch Erde.
- Holz-Yin holt Yang aus Metall-Yang → Holz wird kontrolliert durch Metall.
- Feuer-Yang holt Yin aus Wasser-Yin → Feuer wird kontrolliert durch Wasser.
- Erde-Yang holt Yin aus Holz-Yin → Erde wird kontrolliert durch Holz.
- Metall-Yang holt Yin aus Feuer-Yin → Metall wird kontrolliert durch Feuer.
- Wasser-Yang holt Yin aus Erde-Yin → Wasser wird kontrolliert durch Erde.
- Holz-Yang holt Yin aus Metall-Yin → Holz wird kontrolliert durch Metall.

> **Wieder gilt allgemein: Wird in einem Element der Großmutter-Punkt gestochen, so bewirkt dies in dem Element selbst eine Tonisierung der Energie des Meridians, der genadelt wird, und eine Sedierung der gleichen Energie im komplementären Organ der Großmutter.**

- Yin-„Großmutter" → Yin-Sedierung, Yang-„Enkel" → Yin-Tonisierung.
- Yang-„Großmutter" → Yang-Sedierung, Yin-„Enkel" → Yang-Tonisierung.

Das heißt z. B., dass He 3 (Wasser-Punkt in Feuer) Herz-Yang bzw. Feuer-Yang tonisiert und Blasen-Yang bzw. Wasser-Yang sediert oder Ma 43 (Holz-Punkt in Erde) Magen-Yin bzw. Erde-Yin tonisiert und Leber-Yin bzw. Holz-Yin sediert.

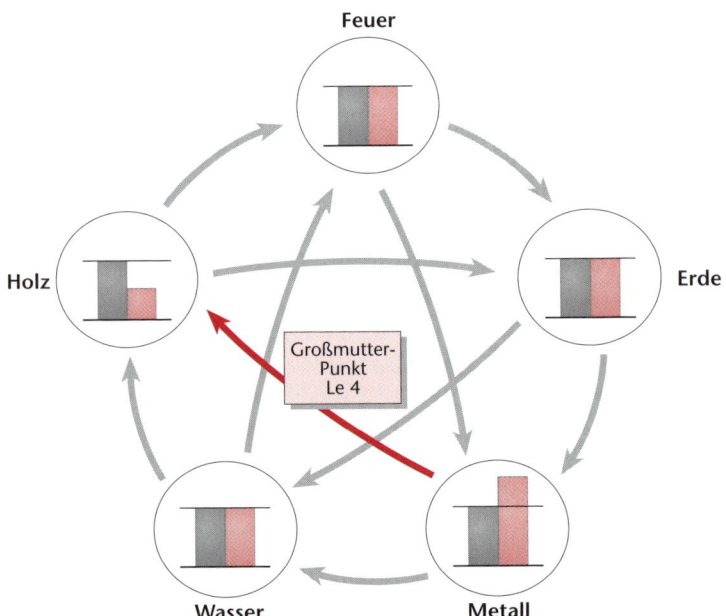

Abb. 5-11 Die Aufgabenstellung lautet: tonisiere Yang in Holz, indem es aus Metall geholt wird.

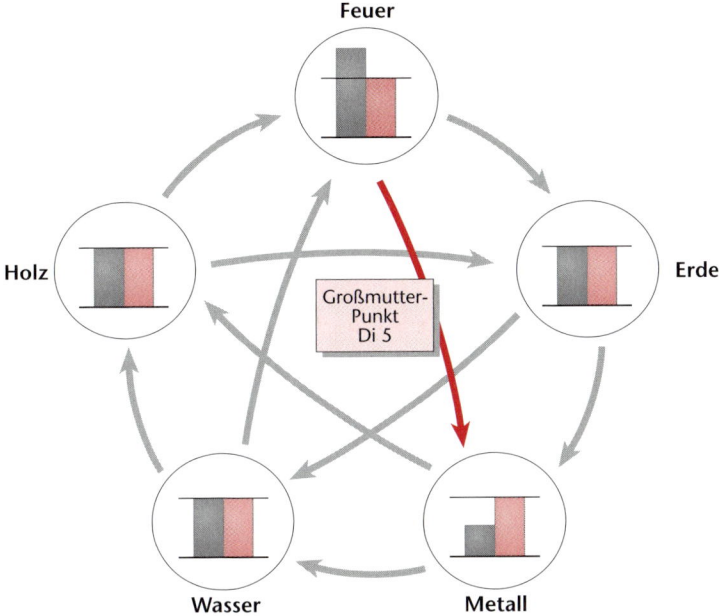

Abb. 5-12

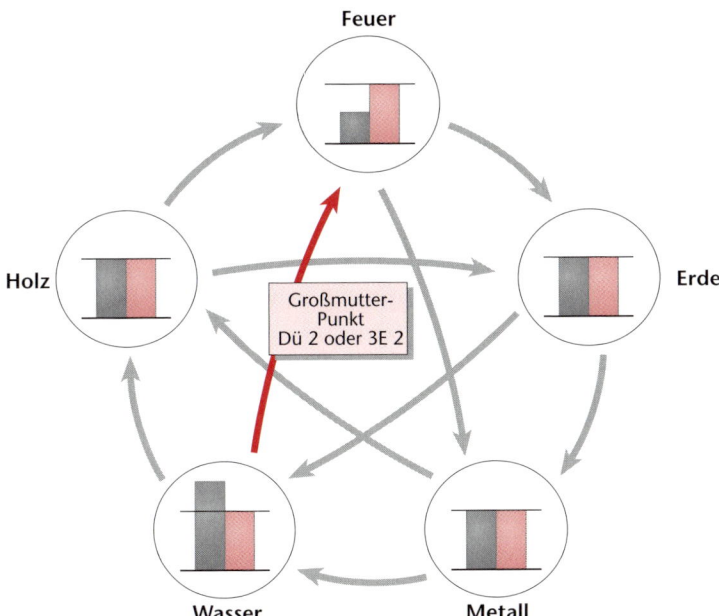

Abb. 5-13

5.5 Elemente- oder Stundenpunkte

Der Elementepunkt oder Stundenpunkt ist der Punkt eines Meridians bzw. Organs, der auf das **eigene Element** verweist.

Der Elemente- oder Stundenpunkt tonisiert oder sediert die meridianeigene Energie (Yin bei Yin-Organen, Yang bei Yang-Organen), je nach den energetischen Verhältnissen des betreffenden Organs oder der Verwendung einer Tonisierungs- oder Sedierungstechnik. Wird er einfach nur genadelt, so bewirkt er also eine Harmonisierung der meridianeigenen Energie. Dabei korrespondiert er mit dem Organ, das ihm in der Organuhr gegenüberliegt. Die Organuhr bezeichnet die Zeiten der maximalen energetischen Aktivität der einzelnen Organe (Abb. 5-14) und zugleich die Zeit der optimalen Beeinflussbarkeit. Die Zeit in der Organuhr gegenüber ist die jeweils zweitbeste Zeit.

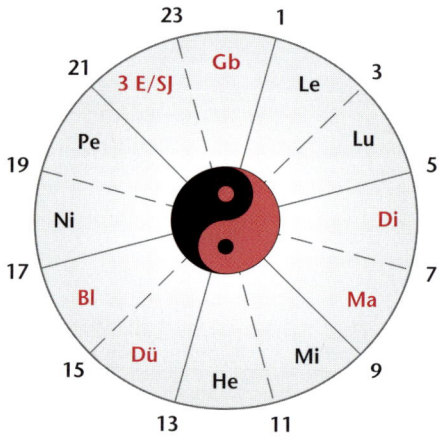

Abb. 5-14 Organuhr

Es ergeben sich über die Stundenpunkte folgende **Korrespondenzen:**

- Herz ↔ Gallenblase
- Dünndarm ↔ Leber
- Blase ↔ Lunge
- Niere ↔ Dickdarm
- Perikard ↔ Magen
- 3Erwärmer ↔ Milz-Pankreas

Das heißt zum Beispiel:

- He-8-Tonisierung bewirkt eine Tonisierung von Herz-Yin und eine Sedierung von Gallenblasen-Yin.

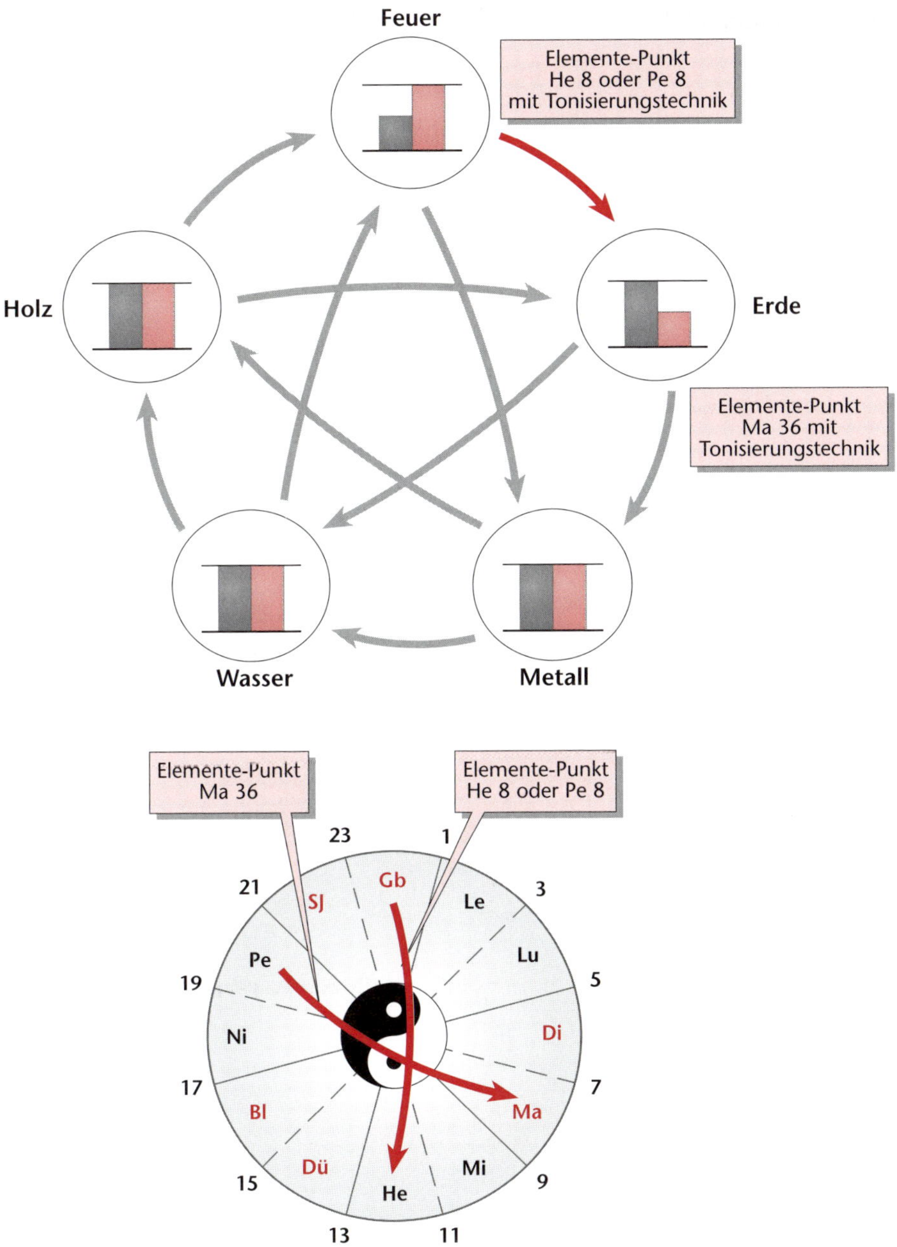

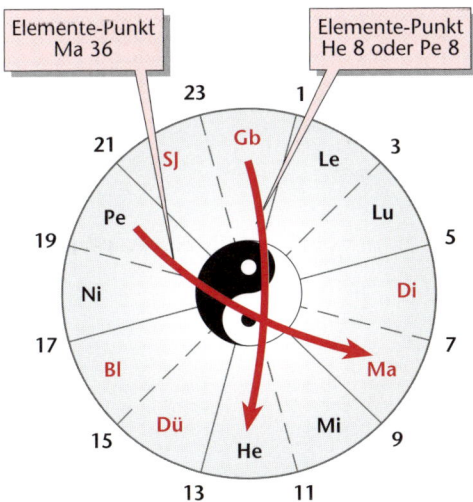

Feuer

Elemente-Punkt
He 8 oder Pe 8
mit Tonisierungstechnik

Holz

Erde

Elemente-Punkt
Ma 36 mit
Tonisierungstechnik

Wasser

Metall

Elemente-Punkt
Ma 36

Elemente-Punkt
He 8 oder Pe 8

23 · 1
21 · SJ · Gb · Le · 3
Pe · Lu
19 · · 5
Ni · Di
17 · · 7
Bl · Ma
Dü · Mi
15 · He · 9
13 · 11

Abb. 5-15

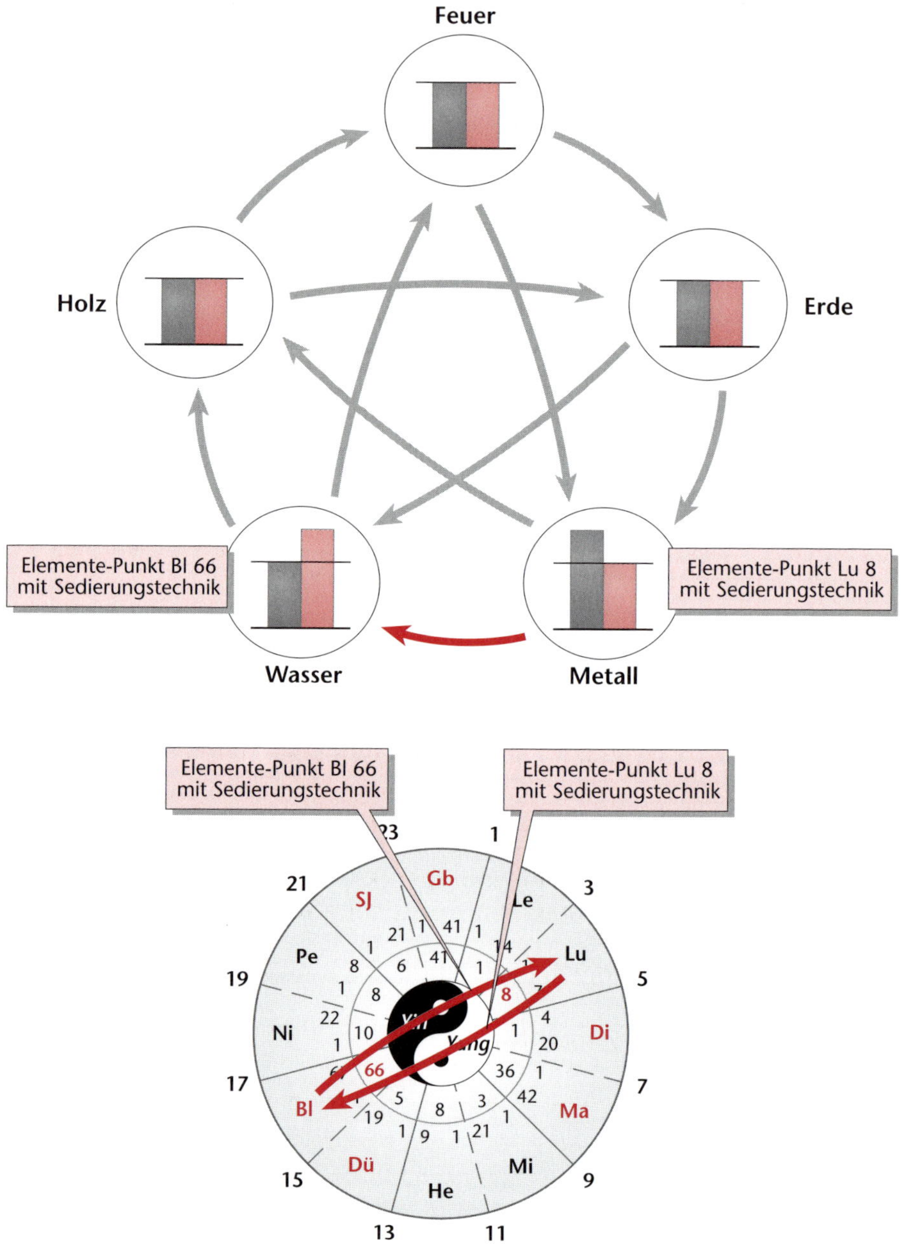

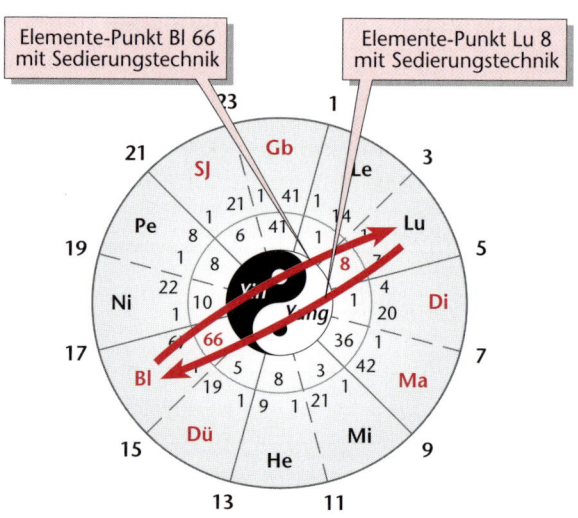

Feuer

Holz

Erde

Elemente-Punkt Bl 66
mit Sedierungstechnik

Elemente-Punkt Lu 8
mit Sedierungstechnik

Wasser

Metall

Elemente-Punkt Bl 66
mit Sedierungstechnik

Elemente-Punkt Lu 8
mit Sedierungstechnik

Abb. 5-16

- Dü-5-Tonisierung bewirkt eine Tonisierung von Dünndarm-Yang und eine Sedierung von Leber-Yang.
- Lu-8-Sedierung bewirkt eine Sedierung von Lungen-Yin und eine Tonisierung von Blasen-Yin.
- Di-1-Sedierung bewirkt eine Sedierung von Dickdarm-Yang und eine Tonisierung von Nieren-Yang usw.

5.6   *Shu*-Punkte

Jedes Organ/jeder Meridian besitzt einen *Shu*-Punkt oder Zustimmungspunkt. Nach chinesischer Vorstellung sind dies die auf dem Rücken des Menschen befindlichen *Shu*-Punkte, die den Menschen mit der Yang-Energie in Verbindung setzen, die uns im Universum umgibt. Diese Energie ist natürlich etwas größer als das, was wir gewohnt sind, daher sind diese Punkte auch nur mit Vorsicht einzusetzen.

> **Als allgemeine Regel für die *Shu*-Punkte gilt: Nicht mehr als drei Punkte (= sechs Nadeln), nicht öfter als zweimal pro Woche.**

Die *Shu*-Punkte aller Organe liegen also auf dem Rückenabschnitt des Blasenmeridianes, auf dem medialen Strang, 1,5 cun oder zwei Querfinger lateral der Dornfortsätze der Wirbelsäule, zwischen jeweils zwei Querfortsätzen.
Der *Shu*-Punkt eines Organs tonisiert grundsätzlich die Yang-Energie des betreffenden Organs.
Eine Wirkungsverstärkung der Yang-Tonisierung kann erreicht werden durch die Anwendung von Moxa-Zigarren o.a. Moxibustion am entsprechenden Punkt. Es besteht allerdings auch die seltener genutzte Möglichkeit der Yang-Sedierung, indem dieser Punkt bzw. die Region um den Punkt herum blutig geschröpft wird.
Die *Shu*-Punkte sind im Einzelnen in Tabelle 5-2 aufgeführt.

Tabelle 5-2 *Shu*-Punkte (s. a. Elementestern).

Meridian	*Shu*-Punkt	Lage in Höhe Proc. spinosus
Lunge	Bl 13	Th 3
Dickdarm	Bl 25	L 4
Magen	Bl 21	Th 12
Milz-Pankreas	Bl 20	Th 11
Herz	Bl 15	Th 5
Dünndarm	Bl 27	S 1

Tabelle 5-2 *Shu*-Punkte (s. a. Elementestern). (Fortsetzung)

Meridian	*Shu*-Punkt	Lage in Höhe Proc. spinosus
Blase	Bl 28	S 2
Niere	Bl 23	L 2
Perikard bzw. Kreislauf/Sexus	Bl 14	Th 4
3Erwärmer	Bl 22	L 1
Gallenblase	Bl 19	Th 10
Leber	Bl 18	Th 9

Diese tabellarisch aufgeführten Punkte sind in der ersten Tabelle im Elementestern in der zweiten Zeile genannt.

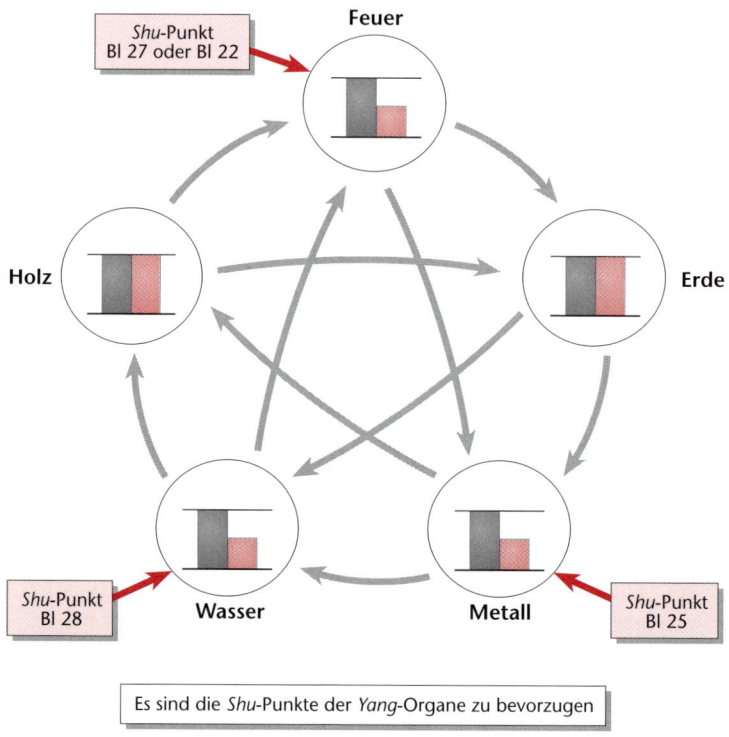

Abb. 5-17

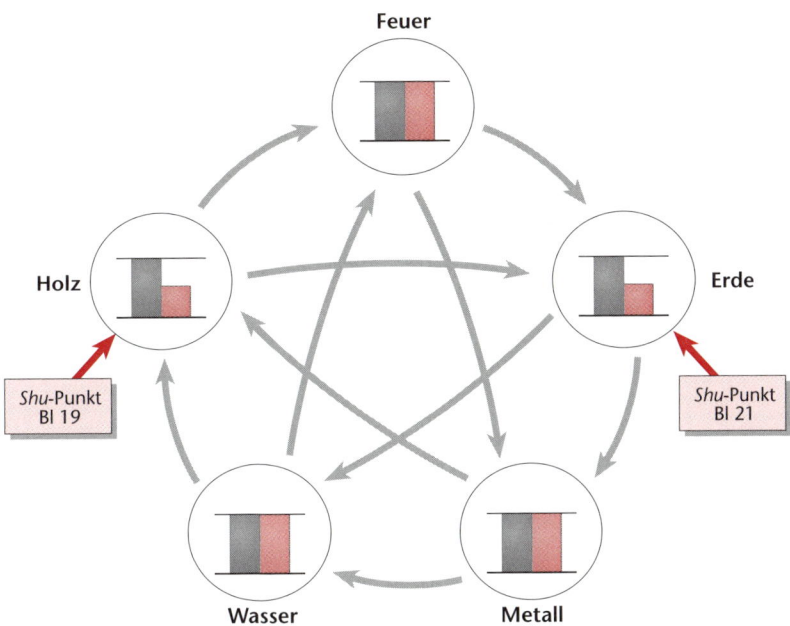

Abb. 5-18

5.7 *Mu*-Punkte

Jedes Organ besitzt einen *Mu*-Punkt oder Alarmpunkt.

Auch hier vertritt die chinesische Medizin die Ansicht, dass diese Punkte den Menschen mit der umgebenden Energie in Verbindung setzen. Diesmal ist es die **Yin-Energie** und dementsprechend liegen die Punkte alle auf der Yin-Seite, der Rumpf-Vorderseite des Körpers. Die Energie, die uns umgibt, ist unter Umständen etwas zu stark für den Patienten.

> **Auch für diese Punkte gilt also, dass sie nicht leichtsinnig eingesetzt werden sollten, sondern der Regel folgend: nicht mehr als drei Punkte (= drei bis sechs Nadeln), nicht öfter als zweimal pro Woche.**

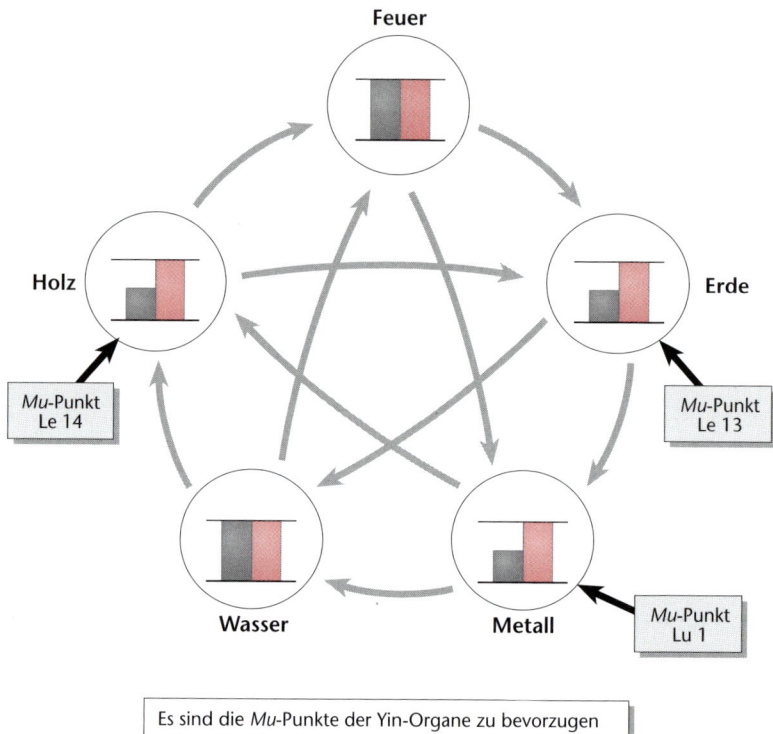

Abb. 5-19

Die *Mu*-Punkte aller Organe liegen auf der Rumpfvorderseite, in der Nähe des zugehörigen Organs, dabei aber nicht notwendigerweise auf dem eigenen Meridian, da nicht alle Meridiane über den Brust- und Bauchbereich verlaufen, sondern möglicherweise auf einem fremden Meridian oder auf dem Ren Mai (Konzeptionsgefäß; s. S. 141 ff.).

> **Der *Mu*-Punkt eines Organs tonisiert grundsätzlich die Yin-Energie des betreffenden Organs. Eine Yin-Sedierung über die *Mu*-Punkte sollte unterbleiben.**

Die *Mu*-Punkte sind im Einzelnen in Tabelle 5-3 aufgeführt. Im Elementestern sind sie in der ersten Tabelle in der dritten Zeile genannt.

Tabelle 5-3 *Mu*-Punkte (s. a. Elementestern).

Meridian	*Mu*-Punkt
Lunge	Lu 1
Dickdarm	Ma 25
Magen	Ren 12
Milz-Pankreas	Le 13
Herz	Ren 14
Dünndarm	Ren 4
Blase	Ren 3
Niere	Gb 25
Perikard bzw. Kreislauf/Sexus	Ren 17
3Erwärmer	Ren 5
Gallenblase	Gb 24
Leber	Le 14

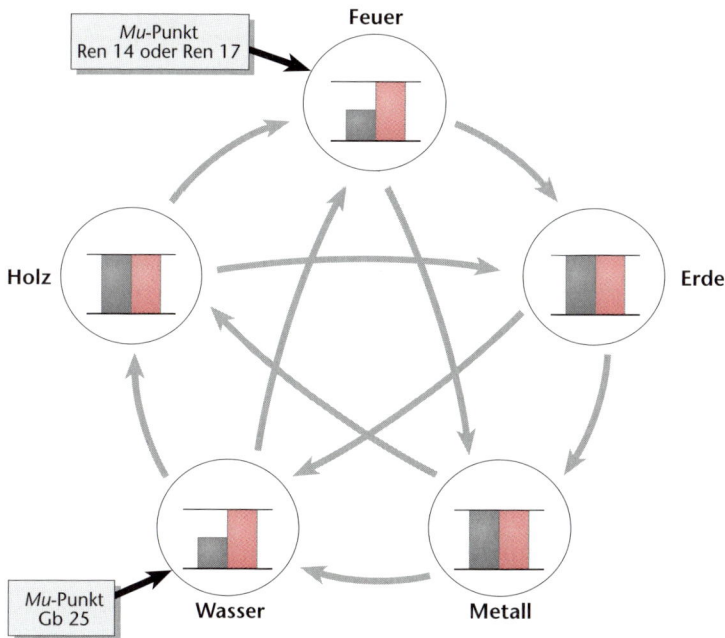

Abb. 5-20

5.8 *Xi*-Punkte

Jeder Meridian besitzt einen *Xi*-Punkt oder Akut-/Kardinalpunkt.

Der *Xi*-Punkt liegt jeweils auf dem Meridian selbst, anders als zum Teil die *Mu*- und *Shu*-Punkte. Dieser hat die Qualität eines Notfallpunktes bei einem akuten Yang-Überschuss, d.h. bei einer akuten Entzündung des betreffenden Organs oder bei akuten Erkrankungen und Schmerzen in einer Körperregion, die im Verlauf des Meridians liegen. Damit hat der *Xi*-Punkt eine Yang-sedierende Funktion für sein Organ, d.h., es muss immer eine Sedierungstechnik eingesetzt werden.

Der *Xi*-Punkt sediert das Yang eines Organs.

Die *Xi*-Punkte sind im Einzelnen in Tabelle 5-4 aufgeführt. Im Elementestern sind sie in der ersten Tabelle in der vierten Zeile genannt.

Tabelle 5-4 *Xi*-Punkte (s. a. Elementestern).

Meridian	*Xi*-Punkt
Lunge	Lu 6
Dickdarm	Di 7
Magen	Ma 34
Milz-Pankreas	MP 8
Herz	He 6
Dünndarm	Dü 6
Blase	Bl 63
Niere	Ni 5
Perikard bzw. Kreislauf/Sexus	Pe 4
3Erwärmer	3E 7
Gallenblase	Gb 36
Leber	Le 6

An dieser Stelle könnte die Frage aufkommen, warum es keinen entsprechenden Punkt zur generellen Yin-Sedierung gibt. Ich möchte darauf wie folgt kurz eingehen: Nach der Theorie von Yin und Yang ist eine Yin-Sedierung mit der Nadel nicht zu empfehlen, da Yin die ernährende Energie darstellt. Und das, was ernährt, sollte man nicht mit der Nadel sedieren, sondern besser einfach weglassen, d.h. beispielsweise weniger schlafen, weniger essen, ruhiger atmen (Qigong, Atem-Therapie), weniger trinken (was als Therapie-Empfehlung äußerst selten ist) oder weniger sprechen. Daher beruhen entsprechende Therapiemaßnahmen eher auf einer Empfehlung zur Änderung der Lebensweise in Bezug auf die eben genannten Faktoren.

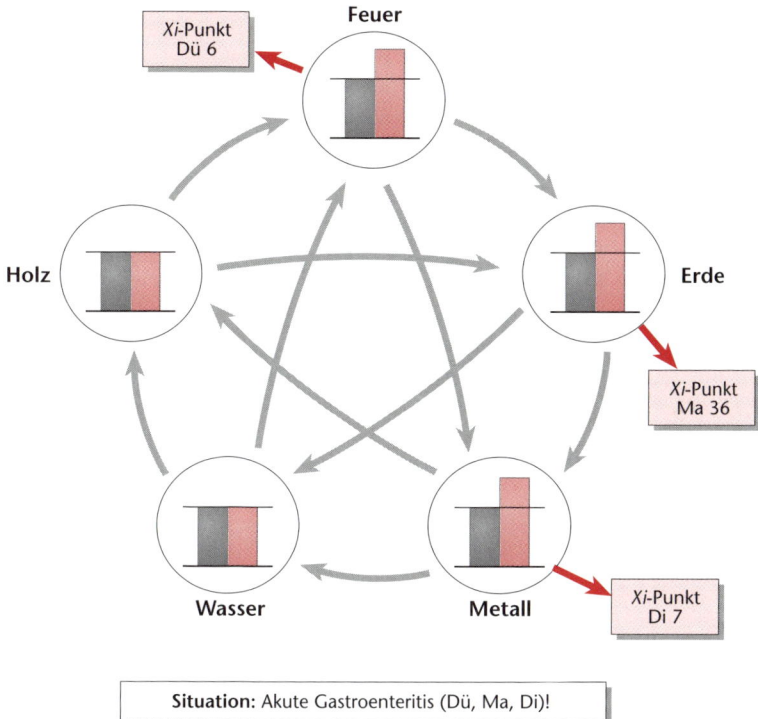

Situation: Akute Gastroenteritis (Dü, Ma, Di)!

5.9 *Yuan*-Punkte

Jeder Meridian besitzt einen *Yuan*-Punkt oder **Quell-Punkt,** er ist in der Übersichtsgraphik der fünf Elemente mit „Y" gekennzeichnet. Es ist der Punkt der maximalen Energiekonzentration.

> Der *Yuan*-Punkt sediert die organeigene Energie (Yin bei Yin-Organen, Yang bei Yang-Organen) und gibt sie an die vier übrigen Elemente weiter (Sedierungstechnik anwenden!).

Wenn allerdings der *Luo*-Punkt des korrespondierenden Organs (z.B. Niere-Blase) gleichzeitig gestochen wird, dann fließt die Energie nur zu diesem korrespondierenden Organ. Dabei verändert die Energie ihren Charakter: aus Yin wird Yang, aus Yang wird Yin. Wird der *Yuan*-Punkt ohne Sedierungs- oder Tonisie-

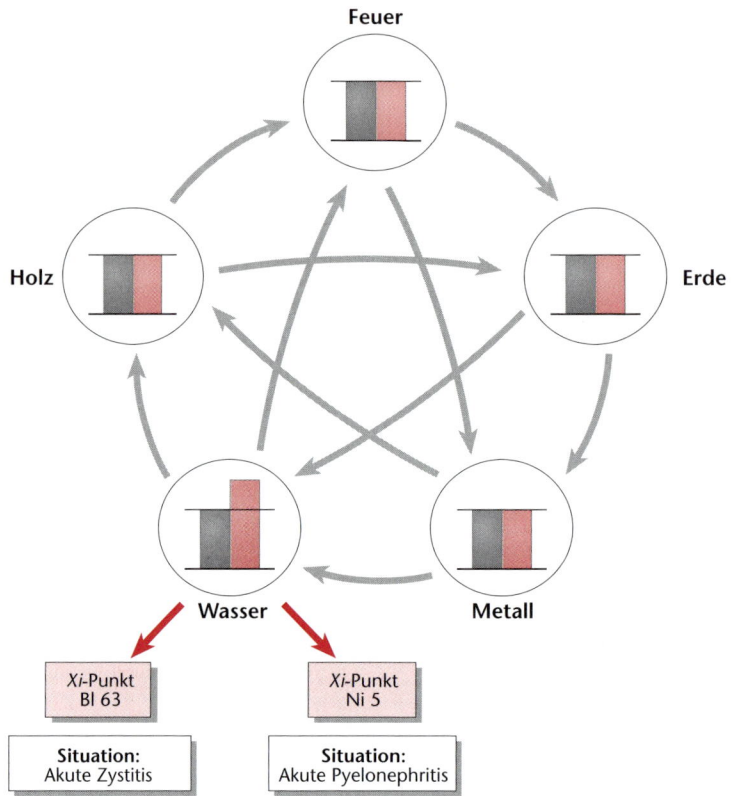

Abb. 5-22

rungstechnik gestochen, dann gleicht er die Energieverhältnisse aus und bringt sie ins Gleichgewicht.

Die *Yuan*-Punkte sind im Einzelnen in Tabelle 5-5 aufgeführt. Eine nähere Erklärung erfolgt im folgenden Abschnitt.

Tabelle 5-5 *Yuan*-Punkte (s. a. Elementestern).	
Meridian	**Yuan-Punkt**
Lunge	Lu 9
Dickdarm	Di 4
Magen	Ma 42
Milz-Pankreas	MP 3
Herz	He 7
Dünndarm	Dü 4

Tabelle 5-5 *Yuan*-Punkte (Fortsetzung)	
Meridian	**Yuan-Punkt**
Blase	Bl 64
Niere	Ni 3
Perikard bzw. Kreislauf/Sexus	Pe 7
3Erwärmer	3E 4
Gallenblase	Gb 40
Leber	Le 3

Der **Yuan**-Punkt der Yin-Organe ist übrigens immer der Erde-Punkt.

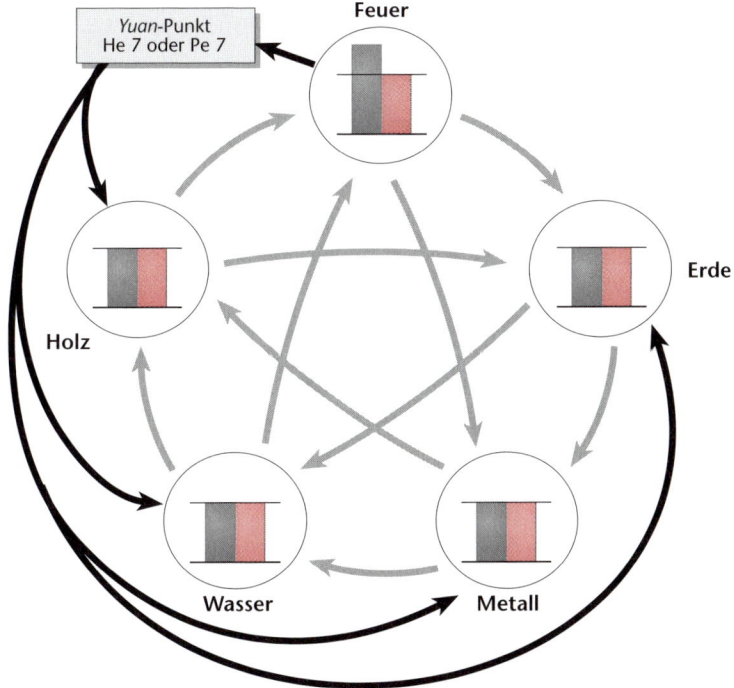

Abb. 5-23

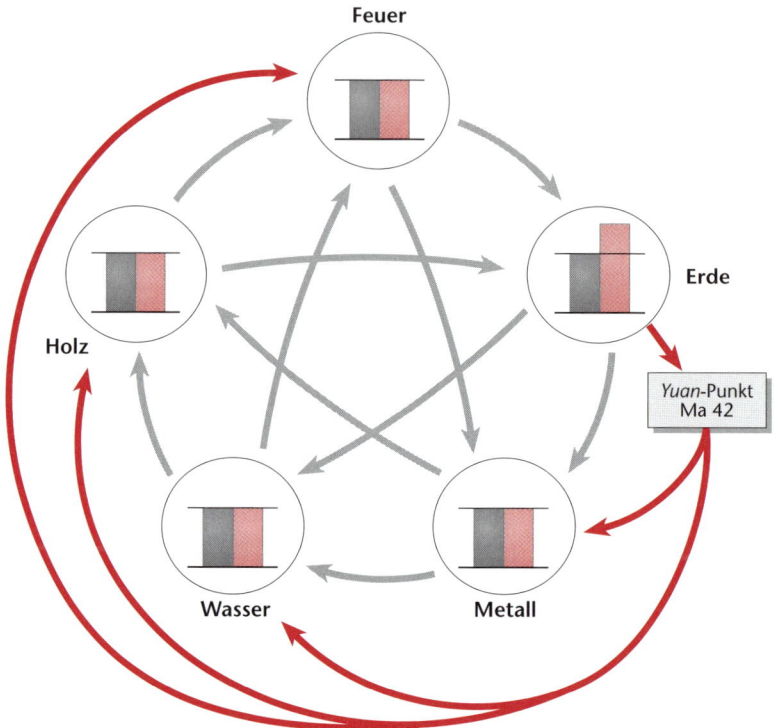

Abb. 5-24

5.10 *Luo*-Punkte

Jeder Meridian besitzt einen *Luo*-Punkt oder **Passage-/Durchgangspunkt.** Er ist in der Graphik der fünf Elemente mit „L" gekennzeichnet.

> Der *Luo*-Punkt tonisiert die organeigene Energie (Yin bei Yin-Organen, Yang bei Yang-Organen), indem er sie von den vier übrigen Elementen bezieht.

Wenn allerdings der *Yuan*-Punkt des korrespondierenden Organs (z.B. Herz–Dünndarm) gleichzeitig gestochen wird, dann kommt die Energie nur von diesem Organ. Auch hierbei ändert die Energie ihren Charakter und passt sich dem Organ, dessen *Luo*-Punkt gestochen wurde, an. Die *Luo*-Punkte sind im Einzelnen in Tabelle 5-6 sowie im Elementestern aufgeführt.

Tabelle 5-6 *Luo*-Punkte (s. a. Elementestern).

Meridian	*Luo*-Punkt
Lunge	Lu 7
Dickdarm	Di 6
Magen	Ma 40
Milz-Pankreas	MP 4
Herz	He 5
Dünndarm	Dü 7
Blase	Bl 58
Niere	Ni 4
Perikard bzw. Kreislauf/Sexus	Pe 6
3Erwärmer	3E 5
Gallenblase	Gb 37
Leber	Le 5

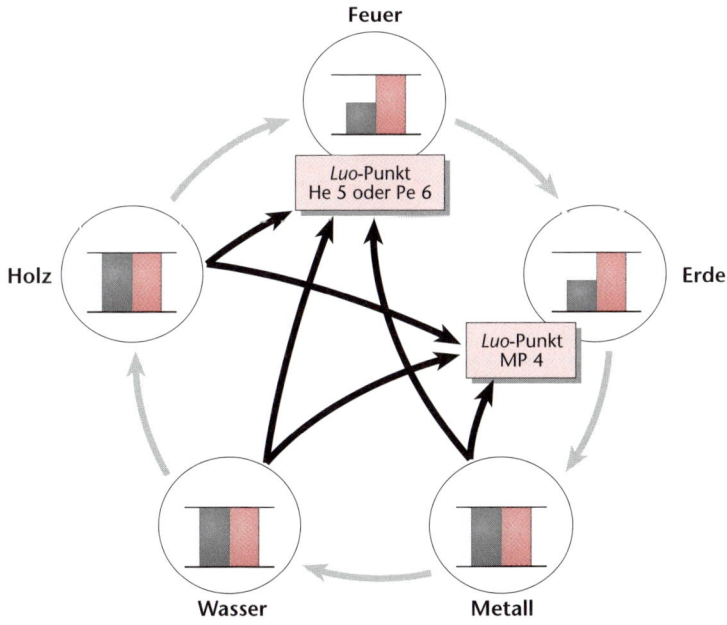

Abb. 5-25

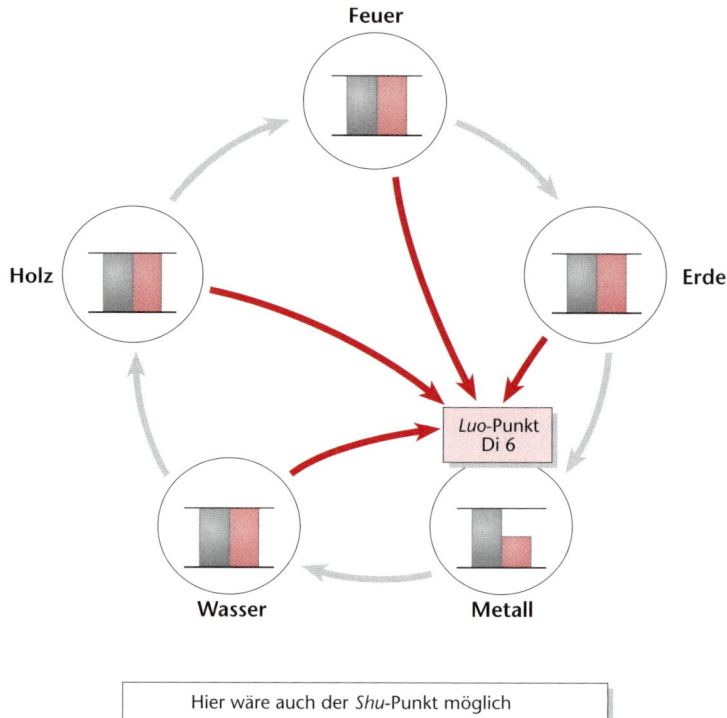

Hier wäre auch der *Shu*-Punkt möglich

Abb. 5-26

5.10.1 *Yuan-Luo*-Verbindung

Die *Yuan-Luo*-Verbindung ist folgendermaßen zu verstehen: die Energien, die die Meridiane durchfließen, sind im gesunden Körper in ständiger Bewegung. Einige der Gesetzmäßigkeiten dieser Bewegung haben wir schon kennen gelernt. So bewegt sich die Energie im Mutter-Sohn-Zyklus von einem Element zum anderen. Entsprechend der Organuhr bewegen sich die Energien zu bestimmten Zeiten auch von einem Organ zum anderen und definieren so die Zeiten der maximalen Aktivität des Organs. Gleichzeitig ist aber auch eine ständige Bewegung von Energie innerhalb eines Elements gegeben, von einem Organ des Organpaares zum anderen. Diese Bewegung ist kontinuierlich und nicht an feste Zeiten gebunden, allerdings an feste Punkte.

Jedes Organ besitzt einen Eingangspunkt und einen Ausgangspunkt (Tab. 5-7). Eingangspunkt ist immer der erste Punkt eines Meridians, außer beim Dickdarm-Meridian, dort ist es der Punkt Di 4, Ausgangspunkt ist fast immer der letzte Punkt des Meridians.

Tabelle 5-7 Eingangs- und Ausgangspunkte der Meridiane.

Meridian	Eingangspunkt	Ausgangspunkt
Lunge	Lu 1	Lu 7
Dickdarm	Di 4	Di 20
Magen	Ma 1	Ma 42
Milz-Pankreas	MP 1	MP 21
Herz	He 1	He 9
Dünndarm	Dü 1	Dü 19
Blase	Bl 1	Bl 67
Niere	Ni 1	Ni 22
Perikard bzw. Kreislauf/Sexus	Pe 1	Pe 8
3Erwärmer	3E 1	3E 21
Gallenblase	Gb 1	Gb 41
Leber	Le 1	Le 14

Wenn die Energie nun innerhalb eines Elements von einem Organ zum anderen fließt, dann ändert sie ganz automatisch ihren Energiecharakter (s. S. 13). Die *Yuan-Luo*-Verbindung ist nun gewissermaßen als „Abkürzung" dieser Bewegung von Energie zu verstehen.

Abbildung 5-27 zeigt, welche Bewegungen der Energie das **alleinige Stechen des Yuan-Punktes** bewirkt. Vom *Yuan*-Punkt aus wird die meridianeigene Energie, also jeweils Yin oder Yang, an die vier übrigen Elemente verteilt.

In Abbildung 5-28 wird deutlich, welche Bewegungen der Energie das **alleinige Stechen des Luo-Punktes** bewirkt. Vom *Luo*-Punkt aus wird meridianeigene Energie, also jeweils Yin oder Yang, von den vier übrigen Elementen abgezogen.

Das Stechen der **Yuan-Luo-Verbindung** bewirkt die in Abbildung 5-29 dargestellte Bewegung der Energie. Werden sowohl der *Yuan*- als auch der *Luo*-Punkt gleichzeitig gestochen, so fließt die Energie vom Yin- bzw. Yang-Meridian zum gekoppelten Yang- bzw. Yin-Meridian. Dabei wird aus Yin Yang, und aus Yang wird Yin. Diese Veränderung der Qualität entspricht dem Energieverlauf innerhalb eines Elements.

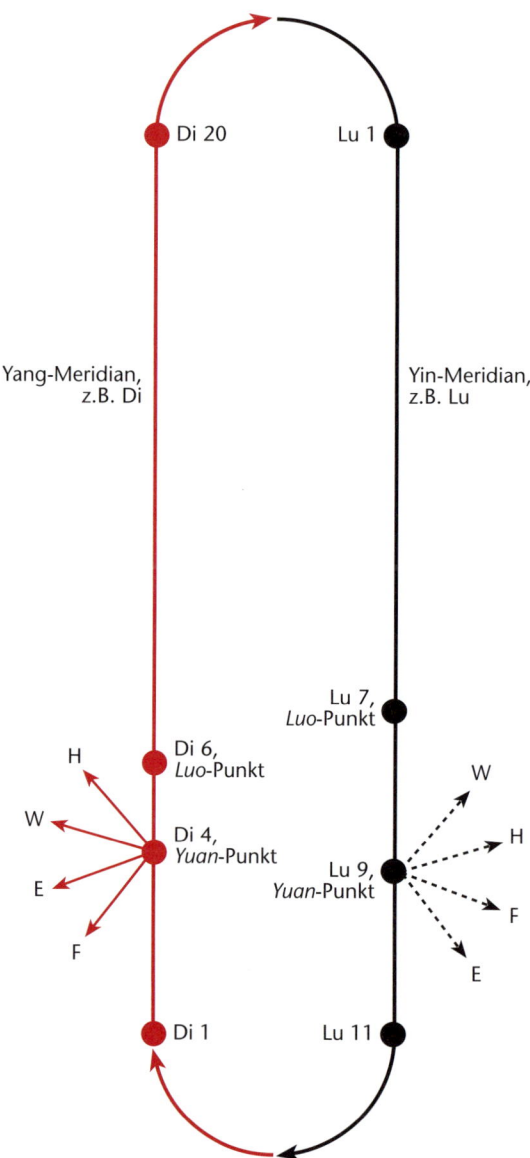

Abb. 5-27 Bewegungen der Energie, die durch das alleinige Stechen des *Yuan*-Punktes verursacht werden.

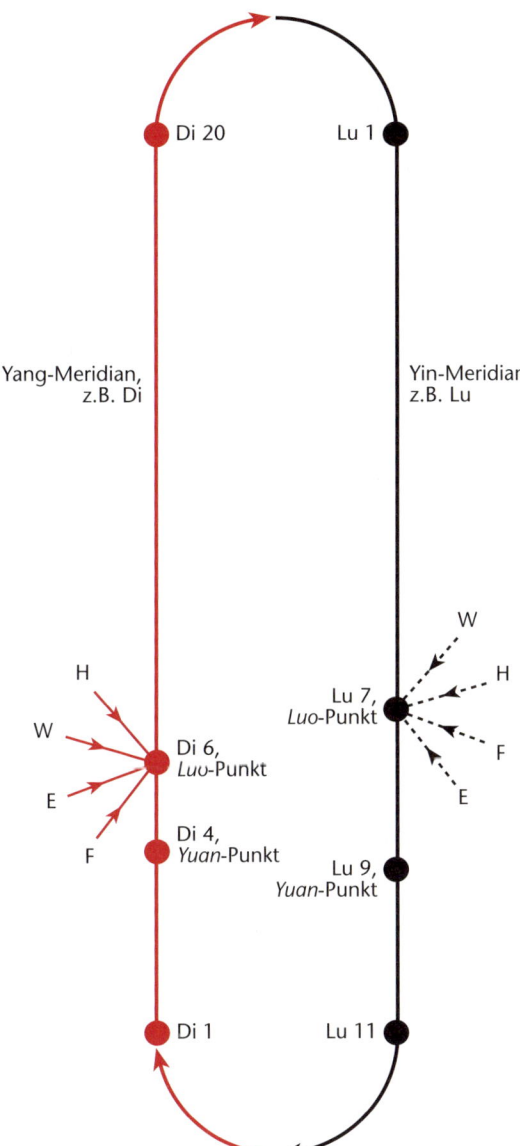

Abb. 5-28 Bewegungen der Energie, die durch das alleinige Stechen des *Luo*-Punktes verursacht werden.

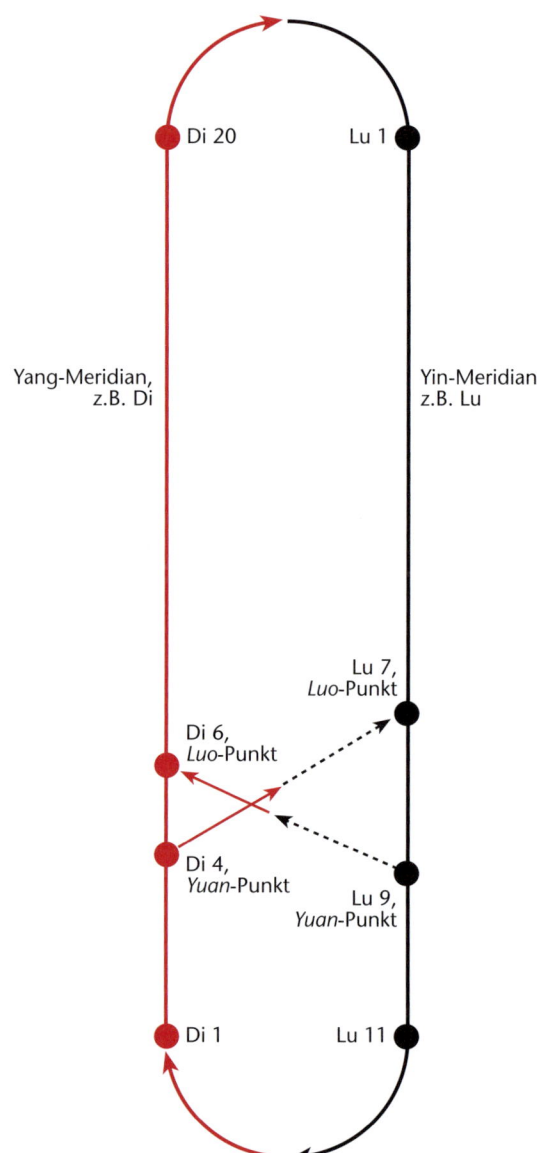

Abb. 5-29 Durch das Stechen der *Yuan-Luo*-Verbindung bewirkte Bewegung der Energie.

Die *Yuan-Luo*-Verbindung ist also vor allem indiziert bei Yin-Stagnation und überaktivem Yang, wenn es gilt, extreme Unterschiede zwischen Yin und Yang auszugleichen.

Yin-Stagnation	• *Yuan*-Punkt des Yin-Organs: Yin-Sedierung • *Luo*-Punkt des Yang-Organs: Yang-Tonisierung.
Überaktives Yang	• *Yuan*-Punkt des Yang-Organs: Yang-Sedierung • *Luo*-Punkt des Yin-Organs: Yin-Tonisierung.

Auch hierbei gilt aber natürlich, dass die energetischen Verhältnisse in den anderen Elementen zu berücksichtigen sind, so dass nicht durch unbedachtes Stechen ein Energie-Ungleichgewicht in einem anderen Element entsteht, das sozusagen mitbehandelt wird.

Eine **weitere Tonisierungsmöglichkeit** besteht in der Regel: „Wenn der Sohn einen Mangel hat, tonisiere die Mutter." Entsprechend der Mutter-Sohn-Regel wird die vermehrte Energie von der Mutter an den Sohn weitergegeben. Dies erlangt Bedeutung, wenn sowohl Mutter als auch Sohn einen Mangel aufweisen.

Eine **weitere Sedierungsmöglichkeit** besagt folgende Regel: „Wenn die Mutter einen Überschuss hat, sediere den Sohn." Hierbei wird das Übermaß an Energie bei der Mutter gewissermaßen vom Sohn abgezogen.

5.11 Ein-Punkt-Therapie

Eine weitere und besonders interessante Regel ergibt sich aus der Betrachtung der Organuhr, vor allem in Bezug auf einige spezielle Erkrankungen. Danach bewegt sich die Energie in den so genannten „Drei Umläufen", die ich bereits eingangs beschrieben habe. In Abbildung 5-30 habe ich sie neu angeordnet, sie entsprechen aber der Reihenfolge in der Organuhr.

Entsprechend dieser Betrachtung liegen jeweils zwei Yin- und zwei Yang-Organe gleicher Qualität nebeneinander:

- Lunge und Milz-Pankreas → großes Yin.
- Dickdarm und Magen → strahlendes Yang.
- Herz und Niere → kleines Yin.
- Dünndarm und Blase → großes Yang.
- Perikard und Leber → extremes Yin.
- 3Erwärmer und Gallenblase → kleines Yang.

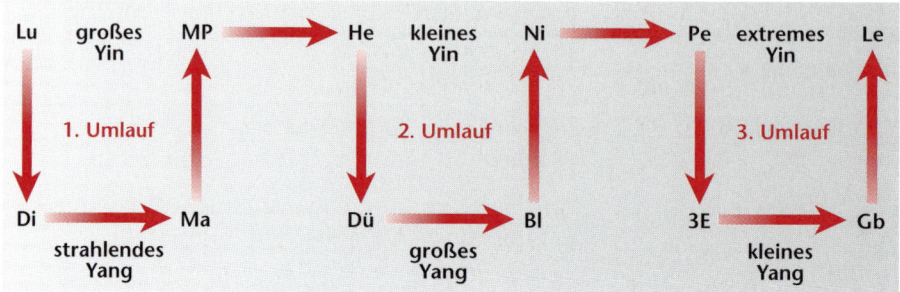

Abb. 5-30 Die „Drei Umläufe" der Energie.

Diese Organe gleicher Qualität nun können sich gegenseitig beeinflussen im Sinne der so genannten **Ein-Punkt-Therapie.** Die Beeinflussungsmöglichkeit ist allerdings nur bei Exzess-Symptomen gegeben, also bei Symptomen, die mit Schmerzen verbunden und akut sind, und es ist notwendig, hierbei eine Sedierungstechnik der definierten Punkte einzusetzen. Das bedeutet z. B.:

- Schmerzen im Bereich des **Lungen-Meridian**s → Sediere **Milz-Pankreas** und umgekehrt.
- Schmerzen im Bereich des **Dickdarm-Meridian**s → Sediere **Magen** und umgekehrt.
- Schmerzen im Bereich des **Nieren-Meridians** → Sediere **Herz** und umgekehrt.
- Schmerzen im Bereich des **Blasen-Meridians** → Sediere **Dünndarm** und umgekehrt.
- Schmerzen im Bereich des **Leber-Meridians** → Sediere **Perikard** und umgekehrt.
- Schmerzen im Bereich des **Gallenblasen-Meridians** → Sediere **3Erwärmer** und umgekehrt.

In diesem Falle erklären sich die Symptome einzig aus den Meridianverläufen. Ausschlaggebend sind die Körperregionen, durch die der Meridian verläuft. In diesem Sinne gibt es eine Reihe von Punkten, die ganz bestimmten Symptomen zugeordnet sind und die in Tabelle 5-8 aufgelistet sind. Diese Punkte gehören der sehr alten und etwas geheimnisvollen Ein-Punkt-Therapie an. Es mag davon noch mehrere geben, aber sie sind zum Teil auch als eine Überlieferung von Familiengeschichte verschollen.

Tabelle 5-8 Punkte zur Behandlung bestimmter Symptome nach der Ein-Punkt-Therapie.		
Symptom	**betroffener Meridian**	**Punkte**
Zahn- oder Gesichtsschmerzen	Di (Oberkiefer, Trigeminus V,2)	Ma 43
Zahn- oder Gesichtsschmerzen	Ma (Unterkiefer, Trigeminus V,3)	Di 4
Migräne im Schläfenbereich	Gb	3E 6
Schulterschmerzen vorne	Di	Ma 38
Schulterschmerzen Mitte	3E (auch im Ohrbereich)	Gb 34
Schulterschmerzen hinten	Dü (auch im Schulterblatt)	Bl 58
Rückenschmerzen	Bl	Dü 7
Beinschmerzen vorne	Ma	Di 10
Beinschmerzen seitlich	Gb	3E 5
Beinschmerzen innen	MP	Lu 6
Schmerzen im Fußgelenk	Ni	He 7

5.12 Die Lebensführung

Eine weitere Yin-Beeinflussungsmöglichkeit beruht auf einer **Veränderung der Lebensführung:**

- Schlafen beeinflusst das Feuer-Yin. → Schläft der Patient zu wenig oder zu viel?
- Essen beeinflusst das Erde-Yin. › Ernährt sich der Patient zu Yin-lastig (fett, warm, mild) oder Yang-lastig (gewürzt, heiß, kalt)?
- Atmen beeinflusst das Metall-Yin. → Atemtherapie, z.B. durch Taijiquan oder Qigong, koordiniert Atmung und Bewegung.
- Trinken beeinflusst das Wasser-Yin. → Trinkt der Patient genug? Was? Heiß, kalt, Alkohol, Milch?
- Kommunikation beeinflusst das Holz-Yin. → Hat der Patient zu viel oder zu wenig Austausch mit anderen Menschen?

Das heißt, vermehrt Schlafen erhöht das Yin im Feuer, weniger Schlafen senkt es, ohne dass dadurch das Mutter- oder Sohn-Element direkt beeinflusst würde. Mehr Trinken erhöht Wasser-Yin und weniger senkt es, was allerdings nicht zu empfehlen ist. Ähnliche Regeln gelten für die anderen Faktoren der Yin-Beeinflussung.

5.13 Die Extrameridiane

Neben den zwölf Hauptmeridianen, die den fünf Elementen zugeordnet sind, gibt es auch noch acht Extrameridiane (= Außerordentliche Meridiane) mit teilweise übergeordneter, teilweise aber auch ganz spezieller Bedeutung, sowie die zwei übergeordneten Meridiane. Die Extrameridiane sind:

- Ren Mai: Konzeptionsgefäß.
- Du Mai: Lenkergefäß.
- Yinqiao Mai: Yin-Gefäß der Beweglichkeit.
- Yangqiao Mai: Yang-Gefäß der Beweglichkeit.
- Chong Mai: Gefäß des kräftigen Aufsteigens.
- Yinwei Mai: Yin-Gefäß der Verbindung, Schützer des Yin.
- Yangwei Mai: Yang-Gefäß der Verbindung, Schützer des Yang.
- Dai Mai: Gürtelgefäß, großes Verbindungsgefäß.

Ren Mai und Du Mai besitzen eigene Akupunkturpunkte, die anderen Extrameridiane beziehen ihre Punkte von anderen Meridianen und verlaufen über mehrere Meridiane hinweg. Einige Erläuterungen zu diesen Extrameridianen, ihrer Bedeutung und zu den wichtigsten Punkten.

5.13.1 Übergeordnete Meridiane

Perikard und **3Erwärmer** sind übergeordnete Meridiane. Der Perikard-Meridian hat eine starke Beziehung zu den seelischen Funktionen des Feuer-Elements.
Der 3Erwärmer ist den körperlichen Funktionen übergeordnet und lässt sich in drei Erwärmerbereiche aufteilen lässt.

- Unterer Erwärmer (uE): Niere, Blase.
- Mittlerer Erwärmer (mE): Dünndarm, Magen, Milz-Pankreas, Dickdarm, Leber, Gallenblase.
- Oberer Erwärmer (oE): Herz, Lunge.

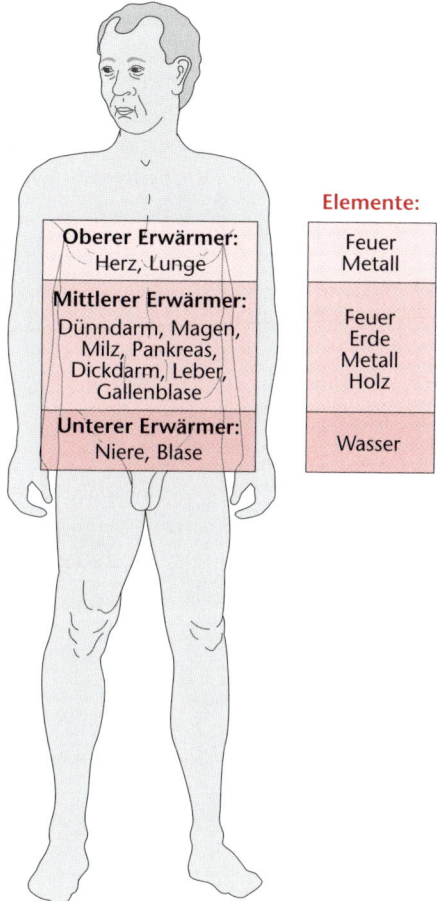

Elemente:

Oberer Erwärmer: Herz, Lunge	Feuer Metall
Mittlerer Erwärmer: Dünndarm, Magen, Milz, Pankreas, Dickdarm, Leber, Gallenblase	Feuer Erde Metall Holz
Unterer Erwärmer: Niere, Blase	Wasser

Abb. 5.31   3 Erwärmerbereiche.

5.13.2 Ren Mai

Der Ren Mai ist der Meridian, in dem die **Fruchtbarkeitsenergie** fließt. Er wird behandelt, wenn mindestens drei von fünf Elementen einen Yin-Mangel oder einen Yin-Exzess aufweisen. Er beginnt vor dem Anus, verläuft in der Mitte der Körpervorderseite und endet auf der Innenseite der Unterlippe vor dem Frenulum.
Bei **Yin-Mangel** erfolgt eine Yin-Tonisierung mit:

- Ren 3: Für den unteren Erwärmer: Ni, Bl.
- Ren 12: Für den mittleren Erwärmer: Dü, Ma, MP, Di, Le, Gb.
- Ren 17: Für den oberen Erwärmer: He, Lu.
- Lu 7: Vereinigungspunkt, Rotation Richtung Daumen, Moxa.

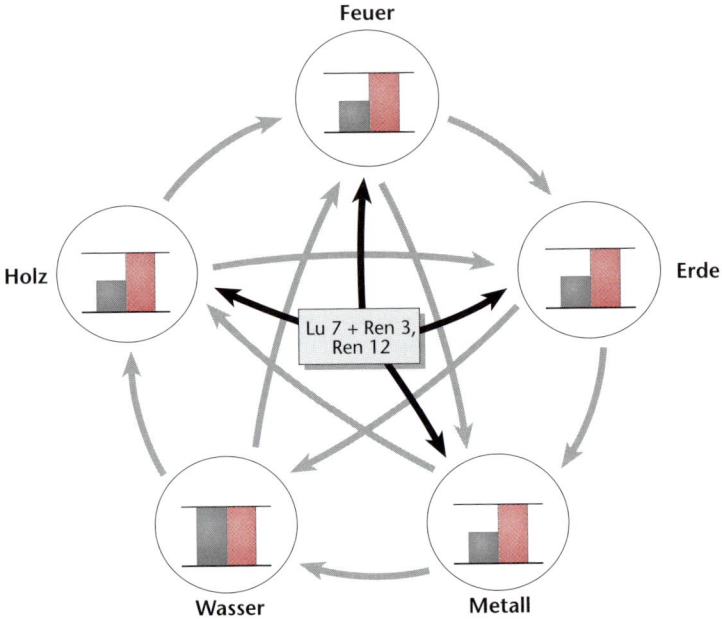

Abb. 5-32

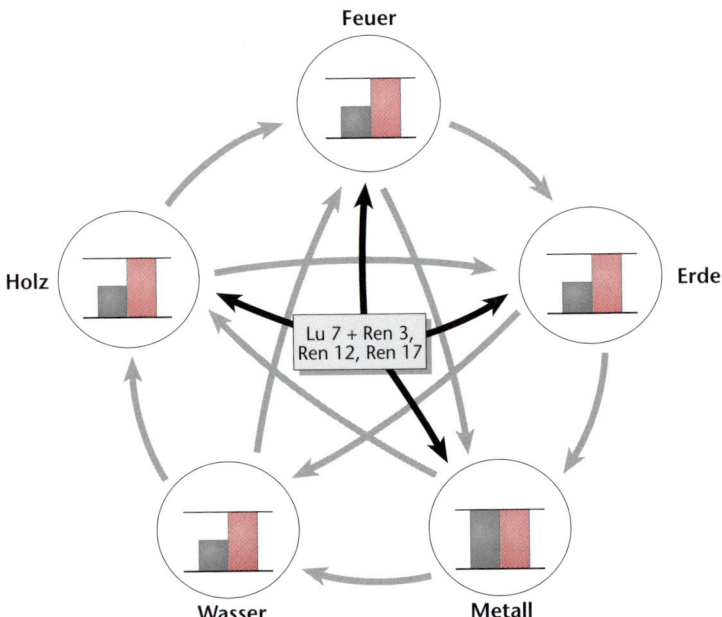

Abb. 5-33

Bei **Yin-Exzess** erfolgt eine Yin-Sedierung mit:

- Lu 7: Vereinigungspunkt, Rotation Richtung Ellbogen.

5.13.3 Du Mai

Der Du Mai wird behandelt, wenn mindestens drei Elemente einen Yang-Mangel oder einen Yang-Exzess aufweisen. Er beginnt hinter dem Anus, verläuft auf dem Rücken über die Dornfortsätze und endet auf der Innenseite der Oberlippe vor dem Frenulum.

- Du 4: das Lebenstor, fördert die Fruchtbarkeit.
- Du 6: entspannt bei erhöhtem Muskeltonus, wirksam bei Epilepsie.
- Du 11: verbessert die Konzentration.
- Du 14: stimuliert die Immunabwehr. Mit Moxa kann er Fieber verursachen.
- Du 20: die Konferenz der 100 Punkte, harmonisiert, gibt Abstand.
- Du 24: klärt den Geist. 1 - 2 cm subkutan stechen und Nadel drehen.
- Du 26: der Wiederbelebungspunkt, gehört zu den Notfallpunkten.

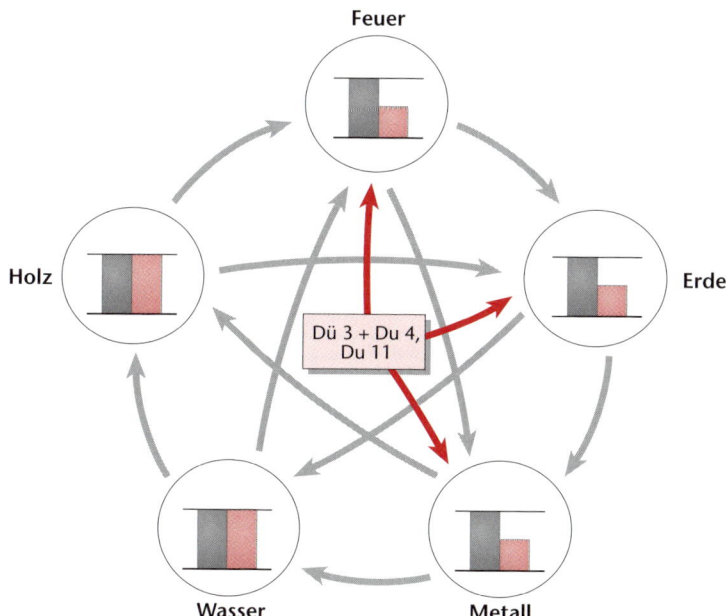

Abb. 5-34

Bei **Yang-Mangel** erfolgt die Yang-Tonisierung mit:

- Du 4, für den unteren Erwärmer
- Du 11, für den mittleren Erwärmer
- Du 14, für den oberen Erwärmer
- Dü 3 (Dünndarm!), Vereinigungspunkt, mit Moxa
- Schlangen-Moxa: um die Dornfortsätze herum anwenden.

Bei **Yang-Exzess** erfolgt die Yang-Sedierung mit:

- Dü 3, Vereinigungspunkt, mit Sedierungstechnik.

5.13.4 Yinqiao Mai

Der Yinqiao Mai bewirkt, dass Yin sich beständig in Yang verwandelt. Er wird behandelt, wenn drei oder mehr Organe oder Elemente eine Yin-Stagnation aufweisen.

- Ni 6: ist der allgemeine Yin-Aktivierungspunkt (Yin ist von sich aus passiv).
- Ni 8 und Bl 1: sind weitere wichtige Punkte mit gleicher Wirkung.

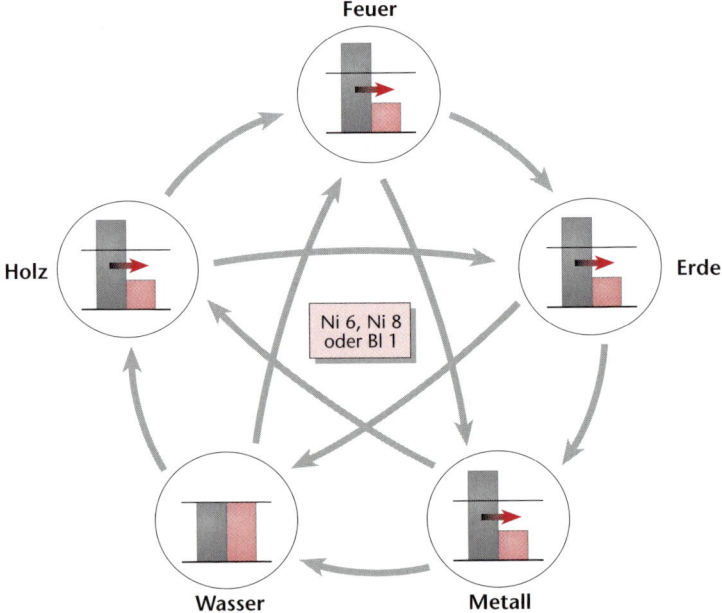

Abb. 5-35

5.13.5 Yangqiao Mai

Der Yangqiao Mai bewirkt, dass Yang sich beständig in Yin verwandelt. Er wird behandelt, wenn drei oder mehr Organe oder Elemente einen Yang-Exzess oder ein überaktives Yang aufweisen.

- Bl 62: Ist der allgemeine Yang-Sedierungspunkt (Yang ist von sich aus aktiv).
- Gb 20 und Gb 29: sind weitere wichtige Punkte mit gleicher Wirkung.

Yinqiao Mai und Yangqiao Mai können auch bei Krankheiten mit streng einseitigem Bezug und bei Seitenungleichheiten benutzt werden: Apoplexie oder Migräne. Dabei arbeiten wir auf der Seite, auf der die Symptome auftreten.

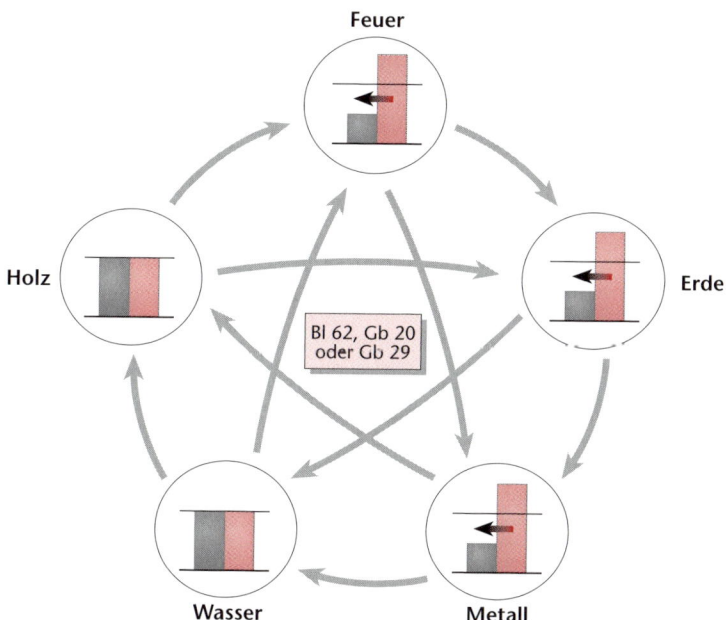

Abb. 5-36

5.13.6 Chong Mai

Der Chong Mai hält die essentielle Lebensenergie *(jing)* in Bewegung. Er bekommt seine Energie aus dem angeborenen Energiereservoir. Er wird behandelt, wenn in drei oder mehr Elementen oder im Erd-Element allein ein Qi-Mangel vorliegt (feiner, fadenförmiger Puls). Die Tonisierung des Chong Mai erfolgt zusätzlich zu anderen, spezifischen Therapien. Seine **wichtigsten Punkte** sind:

- MP 4: ist der Meisterpunkt des Chong Mai.
- Ni 11: zuständig für den unteren Erwärmer: Niere und Blase.
- Ni 16: zuständig für den mittleren Erwärmer: Magen, Milz, Leber, Gallenblase sowie Dickdarm und Dünndarm.
- Ni 21: zuständig für den oberen Erwärmer: Herz und Lunge.

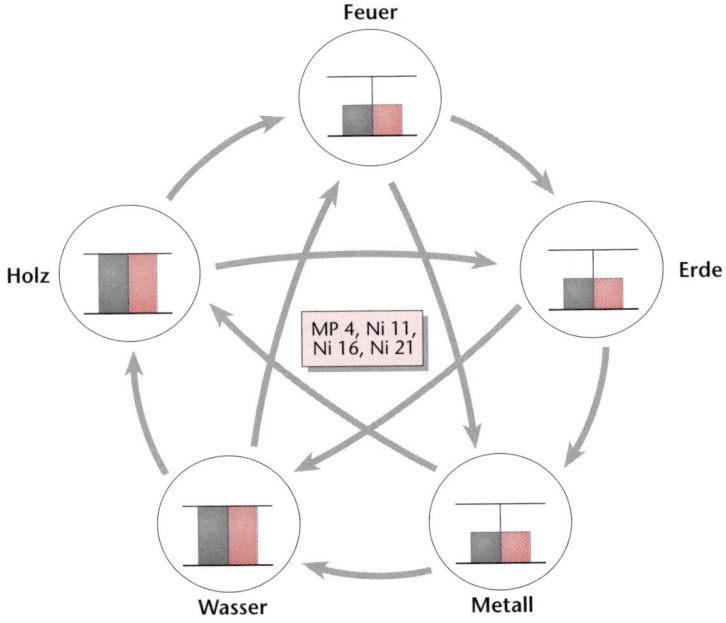

Abb. 5-37

5.13.7 Yinwei Mai

Der Yinwei Mai wird behandelt bei beständigem Yin-**Verlust**, auch wenn er nur in einem Element auftritt, z.B. häufiges und exzessives Urinieren mit Trockenheit und Durst, trockene und zugleich tränende Augen, exzessives Lachen, Reden und Schwitzen mit Kontrollverlust usw.

- Pe 6: Vereinigungspunkt, der Punkt des Zusammenflusses
- Ni 9
- MP 13, MP 15, MP 16
- Le 14
- Ren 22 und Ren 23 sind weitere wichtige Punkte.

5.13.8 Yangwei Mai

Der Yangwei Mai wird behandelt bei einem ständigen Yang-**Verlust**, einer Lage, in der der Patient ständig mehr Yang verliert als nötig: emphatische, hyperaktive, ruhelose Patienten, die schnell erschöpft sind, spontan und übermäßig bluten oder übersensibel sind. Wir könnten hier von Pseudo-Yang-Patienten sprechen, die sich in einer „Strohfeuer-Situation" befinden, vergleichbar dem „Burn-out-Syndrom".

- 3E 5 ist der Vereinigungspunkt, der Punkt des Zusammenflusses
- Bl 63, Gb 35, Dü 10
- 3E 15, Gb 21 sowie
- Gb 13 bis Gb 20 und
- Du 16 und Du 15 bezeichnen den weiteren Verlauf des Yangwei.

5.13.9 Dai Mai

Der Dai Mai wird bei **gürtelartig** auftretenden Symptomen behandelt: Asthma, Angina pectoris, abdominale Spannungsschmerzen, bandförmige Kopfschmerzen, aber auch Herpes zoster und der Gürtelrose, wenn sie nur halbseitig auftritt.

- Gb 41: ist der Vereinigungspunkt.
- Gb 26, Gb 27, Gb 28 sind weitere Punkte.

5.14 Die Meisterpunkte

Die klassischen Meisterpunkte sind einzusetzen bei allen Arten **energetischer Disharmonien** zusätzlich zu anderen, z.B. energetischen Punkten, bezüglich folgender Bereiche:

- Yang-Organe (Dünndarm, Magen, Dickdarm, Blase, Gallenblase): Ren 12
- Yin-Organe (Herz, Milz, Lunge, Niere, Leber): Le 13
- Atmungsorgane: Ren 17
- Blut- und Lymphgefäße: Lu 9
- Bluthomöostase (Infektionen, Infektanfälligkeit, Jucken, Allergien): MP 10, Bl 17
- Muskeln, Sehnen: Gb 34
- Knochen, Gelenke, Zähne: Bl 11
- Mark: Gehirn, Nerven, Knochenmark (Blutbildung!): Gb 39.

Tonisierungs- und Sedierungstechnik

In der Akupunktur können grundsätzlich zwei Therapiemaßnahmen mit der Nadel durchgeführt werden: **tonisieren**
und **sedieren** von Yin oder Yang zum Ausgleich energetischer Ungleichgewichte.
Um die Tonisierung grundsätzlich zu verstärken bzw. die Sedierung überhaupt
durchzuführen, bedarf es der Anwendung einer speziellen Nadelungstechnik.
Für beide Techniken gibt es mehrere Varianten. Es reicht aus, sich innerhalb
einer Therapiesitzung oder auch für alle Behandlungen für eine oder maximal
zwei zu entscheiden, die man persönlich bevorzugt.

Tabelle 6-1 Übersicht über die Tonisierungs- und Sedierungstechniken.

	Tonisierung	Sedierung
Technik	nur stechen	Sedierungstechnik verwenden
Stimulationsstärke	schwache Nadelstimulation	starke Nadelstimulation
Verweildauer mit Nadeln	20-60 min	1-5 min
Picktechnik	langsam heben, rasch senken	rasch heben, langsam senken
Rotationstechnik	langsam rotieren, kleiner Kreis	schnell rotieren, großer Kreis
Rotationsrichtung	im Uhrzeigersinn	gegen den Uhrzeigersinn
Stichrichtung	mit dem Meridianverlauf	gegen den Meridianverlauf
Nadelwahl	dünne Nadeln, ggf. Gold	dicke Nadeln, ggf. Silber
Punktwahl*	lokale Punkte	Fernpunkte
weitere Techniken	Moxa, schröpfen	bluten lassen, blutig schröpfen

*Hierbei sind natürlich auch die Regeln der Schmerztherapie zu beachten.

Zur Nadelung generell: die energetische Therapie erfolgt im Allgemeinen mit zwei Behandlungen pro Woche. Die Moxibustion wird an jedem Punkt etwa 3–5 min durchgeführt. Wenn Nadelung und Moxibustion gleichzeitig durchgeführt werden, so sind zuerst die Nadeln zu setzen, dann führen Sie, während die Nadeln sitzen, die Moxibustion durch. Die Behandlung von saisonalen Allergien wie z.B. Heuschnupfen beginnen wir in der symptomfreien Zeit, am besten sechs Monate vor Einsetzen der Symptome.

Der zeitgleiche Einsatz anderer Therapiemaßnahmen ist ohne weitere Probleme möglich.

Fallbeispiele

7

In diesen Fallbeispielen sind nur die Tabellenbereiche dargestellt, in denen der Patient auch Symptome zeigt. Ich habe mich auf die Darstellung der zentralen Symptomatik beschränkt, um das Prinzip des Umgangs mit den Anamnesebögen in der Gesamtheit zu erläutern und zu zeigen, wie sich aus dem gesamten Disharmoniemuster die Therapie erstellen lässt. Aus diesem Grunde fallen aber auch die einzelnen Wertungen ungewöhnlich niedrig aus.

Fallbeispiel 1

Anamnese
Patient, männlich, 56 Jahre alt.

Zungendiagnostik	Yin ↑	Yin ↓	Yang ↑	Yang ↓
Zungenkörper				
rot			(↑) E	
violett	(↑) F			(↓) F
sehr feucht	(↑) F			(↓) F

Yin- und Yang-Summen Zunge:

	Yin ↑ / ↓	Yang ↑ / ↓	Yin ↑	Yin ↓	Yang ↑	Yang ↓
F =	2 ↑	2 ↓	2 F	F	F	2 F
E =		1 ↑	E	E	1 E	E
M =			M	M	M	M
W =			W	W	W	W
H =			H	H	H	H

Die Inspektion der Zunge weist auf eine **Yin-Stagnation im Feuer** (feuchte, fast violette Zungenspitze) und einen **Yang-Exzess in der Erde** (gerötete Zungenmitte) hin.

Feuer	Yin ↑	Yin ↓	Yang ↑	Yang ↓
Herz + Schlaf				
Hypertonie (U) (s. a. Holz)	(↑)		↑	oder(↓)
Tachykardie, Arrhythmie (U)	(↑)	oder ↓		(↓)
immer müde				(↓)
Auswertung	2	0	0	3

U = Untersuchung

Bei der Grunduntersuchung erweist sich, dass der Patient mit RR 175/95 mmHg und einem Ruhepuls von 88/min tachykarder Hypertoniker ist. Trotzdem klagt er darüber, dass er immer müde ist.
Disharmonie: **Yin-Stagnation im Feuer.**

Erde	Yin ↑	Yin ↓	Yang ↑	Yang ↓
Magen-Darm-Trakt, Hunger				
trockene, rote Lippen, rissig		(↓)	(↑)	
akute Gastritis			(↑)	
chronische Diarrhö			(↑)	
Auswertung	0	1	3	0

Der Grund des Kommens war ein akuter Magenschmerz, der sich als entzündlich herausstellt. Beschwerdefrei hat der Patient seit geraumer Zeit Durchfall. Seine Lippen sind rot und rissig.
Disharmonie: **überaktives Yang in Erde.**

Metall	Yin ↑	Yin ↓	Yang ↑	Yang ↓
Haut + Psyche				
dünn (U)		(↓)		(↑)
trocken (U)		(↓)		(↑)
leise Stimme, Wortkargheit		(↓)		(↑)
Auswertung	0	3	0	3

U = Untersuchung

Der Patient hat dünne und trockene Haut, unter der er manchmal leidet. Darüber hinaus ist er wortkarg und spricht fast unverständlich leise.
Disharmonie: **Qi-Mangel im Metall.**

Wasser	Yin ↑	Yin ↓	Yang ↑	Yang ↓
Psyche				
spätes Altern	↑		↑	
Auswertung	1	0	1	0

In Bezug auf das Element Wasser fällt lediglich auf, dass der Patient für sein Alter ungewöhnlich jung aussieht. Diese Wertung (**Qi-Exzess im Wasser**) hat, wie bereits gesagt, keine pathologische Bedeutung.

Holz	Yin ↑	Yin ↓	Yang ↑	Yang ↓
Bewegungsapparat + Blutdruck + Psyche				
Muskelverspannungen		↓	↑	
Hypertonie, Sympathikotonie		↓	↑	
Nervosität und Anspannung				
• zeigt sie aggressiv			↑	
• zeigt sie, verliert die Kontrolle, zittert		↓		
Auswertung	0	3	3	0

Es entsteht der Eindruck, dass wir im Element Holz im „Zentrum des Geschehens" sind: der Patient hat reichlich Muskelverspannungen, und aus seinem Umgang mit Anspannungen seelischer Art wird deutlich, dass er ein sympathikotoner Hypertoniker ist: **überaktives Yang im Holz.**

Auswertung

Die Gesamtauswertung sieht also folgendermaßen aus:

Elemente	Yin ↑	Yin ↓	Yang ↑	Yang ↓	Disharmoniemuster
F	2 2			2 3	Yin-Stagnation
Feuer	4			5	
E		1	1 3		überaktives Yang
Erde		1	4		
M		3		3	Qi-Mangel
Metall		3		3	
W	1			1	Qi-Exzess
Wasser	1			1	
H		3	3		überaktives Yang
Holz		3	3		

In den Auswertungbogen graphisch übertragen zeigt sich das in Abbildung 7-1 dargestellte Bild.

Diskussion

- Wir haben einen Yin-Überschuss im Feuer und einen Yin-Mangel in Erde:
  - entweder Yin-Sedierungspunkt He: He 7
  - oder Yin-Tonisierungspunkt MP: MP 2.
    Ich bevorzuge die Yin-Tonisierung, weil Tonisieren in Bezug auf die Nadelungstechnik einfacher ist, also: **MP 2**.
- Yang-Überschuss in Erde und Yang-Mangel im Metall lassen sich kombinieren:
  - entweder Yang-Sedierungspunkt Ma: Ma 45
  - oder Yang-Tonisierungspunkt Di: **Di 11**.

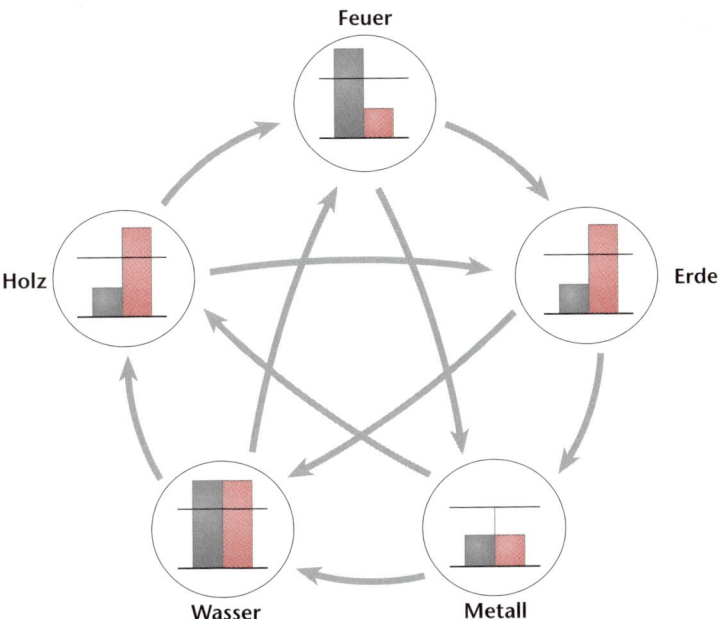

Abb. 7-1 In den Auswertungsbogen übertragene Ergebnisse.

- Der Yin-Mangel im Metall muß von außen her ausgeglichen werden, da nirgends ein adäquater Überschuss ist:
    - *Mu*-Punkt Lu – **Lu 1**.
- Yin-Überschuss im Wasser und Yin-Mangel im Holz können sich gegenseitig ausgleichen:
    - entweder Yin-Sedierung Ni: Ni 1
    - oder besser Yin-Tonisierung Le: **Le 8**.
- Yang-Überschuss im Holz und Yang-Mangel im Feuer gleichen sich ebenfalls aus:
    - entweder Yang-Sedierung Gb = Gb 38
    - oder besser Yang-Tonisierung Dü: **Dü 3**.

Therapievorschlag
MP 2, Di 11, Lu 1, Le 8 und Dü 3 tonisieren.

Fallbeispiel 2

Anamnese

Patient, männlich, 62 Jahre alt.

Zungendiagnostik		Yin ↑		Yin ↓		Yang ↑		Yang ↓	
Zungenkörper									
rot						(↑)	E		
sehr feucht		(↑)	W					(↓)	W
Zahnabdrücke		(↑)	E						
Zungenbelag									
grau auf blass		(↑)	W					(↓)	W

Yin- und Yang-Summen Zunge:		Yin ↑ / ↓	Yang ↑ / ↓	Yin ↑		Yin ↓		Yang ↑		Yang ↓	
	F =				F		F		F	2	F
	E =	1 ↑	2 ↑	1	E		E	1	E		E
	M =				M		M		M		M
	W =	2 ↑	2 ↓	2	W		W		W	2	W
	H =				H		H		H		H

An dieser Zunge fällt auf, dass sie im Wurzelbereich (Wasser) sehr feucht ist und dort auch einen grauen Belag aufweist. Dies entspricht dem im Anamnesebogen Wasser eruierten Prostataadenom: **Yin-Stagnation im Wasser.** Die Zahnabdrücke befinden sich zwar im Holz-Bereich, aber die Zunge ist von der Mitte her aufgetrieben und dort rot, was der chronischen Enteritis entspricht: **Qi-Exzess in Erde.**

Feuer	Yin ↑	Yin ↓	Yang ↑	Yang ↓
Fieber mit viel Schweiß (U)			(↑)	
akute Schlaflosigkeit			(↑)	
Darmkoliken			(↑)	
Auswertung	0	0	3	0

U = Untersuchung

Durch schwitziges Fieber, das durch die Darmkoliken und die energetische Situation in Erde zu erklären ist, und die daraus resultierende akute Schlaflosigkeit, weist uns der Patient auf einen **Yang-Exzess im Feuer** hin.

Erde	Yin ↑	Yin ↓	Yang ↑	Yang ↓
chronische Enteritis			(↑)	
Adipositas	(↑)			(↓)
Auswertung	1	0	1	1

In diesem Fall überwiegt das Erscheinungsbild der chronischen Enteritis durch das Risiko der Erkrankung, so dass wir den Yang-Mangel aus der Adipositas vernachlässigen können: **Qi-Exzess in Erde.**

Metall	Yin ↑	Yin ↓	Yang ↑	Yang ↓
schwache Atmung		(↓)		(↓)
durch Kummer erschöpft		(↓)		(↓)
Abneigung gegen scharfe Speisen	(↑)		(↑)	
Auswertung	1	2	1	2

Die schwache Atmung eines akut erkrankten Menschen lässt ihn durch Kummer erschöpft sein. Demgegenüber tritt die Abneigung gegen Scharfes in den Hintergrund, also: **Qi-Mangel im Metall.**

Wasser	Yin ↑	Yin ↓	Yang ↑	Yang ↓
Prostataadenom	(↑)			(↓)
Oligurie				(↓)
Auswertung	1	0	0	2

Das Prostataadenom hat ganz klar die Oligurie zur Folge: **Yin-Stagnation im Wasser.** In diesem Fall hat der Yin-Überschuss im Wasser im Gegensatz zum Fallbeispiel 1 natürlich eine pathologische Bedeutung.

Holz	Yin ↑	Yin ↓	Yang ↑	Yang ↓
keine Symptome				
Auswertung	0	0	0	0

Auch das kommt vor: ein Element befindet sich im **Gleichgewicht.**

Auswertung

Das heißt für die **Gesamtauswertung** (die bedeutungslosen Ergebnisse sind in Klammern gesetzt):

Elemente	Yin ↑	Yin ↓	Yang ↑	Yang ↓	Disharmoniemuster
F Feuer			3		Yang-Exzess
			3		
E Erde	1 1		1 1	1	Qi-Exzess
	2		**2**	**(1)**	
M Metall		1		1	Qi-Mangel
		1		**1**	
W Wasser	2 1			2 2	Yin-Stagnation
	3			**4**	
H Holz					Gleichgewicht
	–	**–**	**–**	**–**	

Und im Auswertungsbogen (Abb. 7-2):

Diskussion

- Der Yang-Exzess im Feuer kann nur durch den *Xi*-Punkt Dü behandelt werden, da sich keine andere Möglichkeit ergibt, die Energie auf ein anderes Element zu verschieben:
  - *Xi*-Punkt Dü: **Dü 6.**
- Der Qi-Exzess in Erde kann vom Qi-Mangel im Metall aufgenommen werden:
  - entweder Yin-Sedierung MP: MP 5 und Yang-Sedierung Ma: Ma 45
  - oder Yin-Tonisierung Lu = **Lu 9** und Yang-Tonisierung Di: **Di 11.**

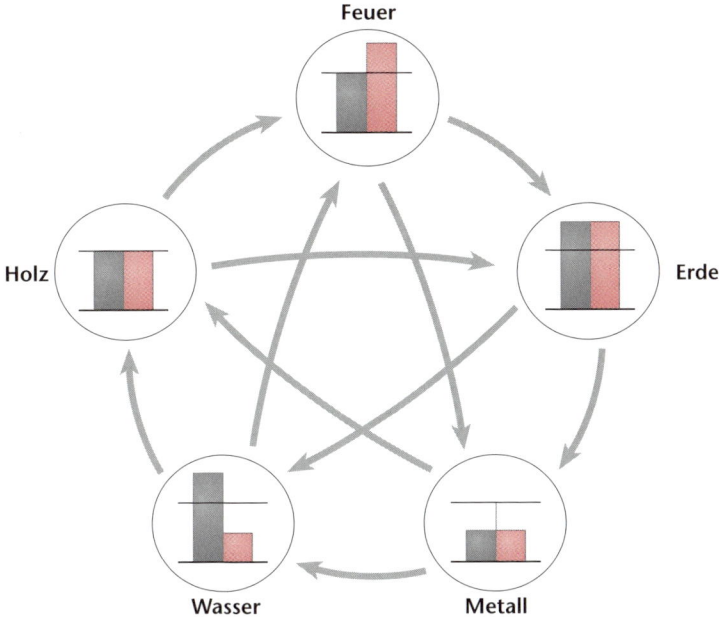

Abb. 7-2 In den Auswertungsbogen übertragene Ergebnisse.

- Die Yin-Stagnation im Wasser kann durch die *Yuan-Luo*-Verbindung aus-
  geglichen werden:
  - *Yuan*-Punkt Ni: **Ni 3**
  - *Luo*-Punkt Bl: **Bl 58.**

Therapievorschlag
Dü 6, Lu 9, Di 11 sowie Ni 3 und Bl 58 tonisieren.

Fallbeispiel 3

Nach meiner Beobachtung ist in letzter Zeit besonders häufig die Situation gegeben, dass ein allgemeiner Qi-Mangel vorliegt. In drei oder mehr Elementen
macht der Patient den Eindruck, dass er „ausgepowert" ist. In diesem Falle ist
der Meisterpunkt des Chong Mai indiziert, MP 4, der mit hier Moxa behandelt
werden sollte.

Therapievorschlag
MP 4 mit Moxa.

Energetische und symptomatische Therapie

Es ist durchaus möglich symptomatische und energetische Therapie gleichzeitig durchzuführen. Die symptomatische Therapie empfiehlt sich vor allem dann, wenn der Patient unter seinem Symptom so leidet, dass eine Verzögerung der Symptombeseitigung unzumutbar ist. Das ist vor allem bei Schmerzen der Fall. Da empfehle ich, zunächst die Schmerzen selbst zu behandeln und entweder gleichzeitig oder anschließend die energetische Situation zu behandeln.

In diesen Fällen gilt für die Behandlungsintervalle die Regel: symptomatische Therapie nach Bedarf, energetische Therapie zweimal pro Woche.

Fallbeispiel 4

Anamnese

Patient, männlich, 55 Jahre alt.

Feuer	Yin ↑	Yin ↓	Yang ↑	Yang ↓
Hypertonie (U)	↑		↑	oder ↓
Tachykardie, > 100 in Ruhe (U)	↑			↓
Koronarsklerose	↑			↓
Auswertung	3	0	0	3
	→ Yin-Stagnation			

Erde	Yin ↑	Yin ↓	Yang ↑	Yang ↓
Adipositas	↑			↓
Hunger erst mittags	↑			↓
Auswertung	2	0	0	2
	→ Yin-Stagnation			

Metall	Yin ↑	Yin ↓	Yang ↑	Yang ↓
chronische Bronchitis	↑	oder ↓		↓
trockene Bronchitis		↓		↓
Auswertung	0	2	0	2
	→ Qi-Mangel			

Wasser	Yin ↑	Yin ↓	Yang ↑	Yang ↓
Hyperakusis		↓		
verschwommenes Sehen		↓		
Auswertung	0	2	0	0
	→ Yin-Mangel			

Holz	Yin ↑	Yin ↓	Yang ↑	Yang ↓
Gallensteine	↑		↑	
Gallenkolik	↑		↑	
Auswertung	2	0	2	0
	→ Qi-Exzess			

U = Untersuchung

Auswertung (Abb. 7-3)

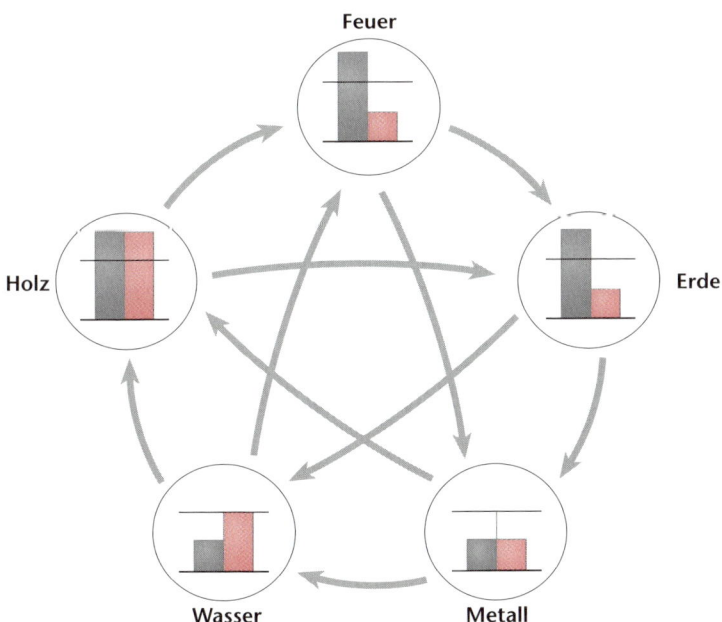

Abb. 7-3 In den Auswertungsbogen übertragene Ergebnisse.

Diskussion

- Die Yin-Stagnation in Feuer kann durch die *Yuan-Luo*-Verbindung von Yin nach Yang aufgelöst werden: **He 7 → Dü 7**
- Der Yin-Überschuss aus Erde geht an Metall: **Lu 9**, Tonisierungspunkt (ich nehme den Sedierungspunkt MP 5 deshalb nicht, weil ich für ihn eine Sedierungstechnik verwenden müsste)
- Der Yang-Mangel in Metall braucht den *Shu*-Punkt: **Bl 25**, *Shu*-Punkt Dickdarm
- Der Yin-Mangel in Wasser wird mit dem *Mu*-Punkt ausgeglichen: **Gb 25**, *Mu*-Punkt Niere
- Der Yang-Überschuss aus Holz geht an Erde: **MP 1**, Holz-Punkt im Ko-Zyklus.

Therapievorschlag

He 7 → Dü 7, Lu 9, Bl 25, Gb 25, MP 1.

Fallbeispiel 5

Anamnese

Patient, männlich, 28 Jahre alt.

Feuer	Yin ↑	Yin ↓	Yang ↑	Yang ↓
Hyperhidrosis		(↓)	(↑)	oder (↓)
Schwitzen spontan				(↓)
Auswertung	0	1	0	2
	→ Qi-Mangel. Darüber, dass die Hyperhidrosis durch Yang-Mangel bedingt ist, entscheidet das spontane Schwitzen.			

Erde	Yin ↑	Yin ↓	Yang ↑	Yang ↓
Nahrungsmittelallergien mit Durchfällen		↓		oder (↓)
Auswertung	0	0	0	1
	→ Yang-Mangel			

Metall	Yin ↑	Yin ↓	Yang ↑	Yang ↓
Neurodermitis				(↓)
Untersuchung: dicke Haut	(↑)			
Auswertung	1	0	0	1
	→ Yin-Stagnation			

Wasser	Yin ↑	Yin ↓	Yang ↑	Yang ↓
hoffnungslos				(↓)
still, zurückhaltend				(↓)
Auswertung	0	0	0	2
	→ Yang-Mangel			

Holz	Yin ↑	Yin ↓	Yang ↑	Yang ↓
nervös, ärgerlich, irritierbar		(↓)		(↓)
Emotionen schwächen		(↓)		(↓)
Auswertung	0	2	0	2
	→ überaktives Yang			

Auswertung (Abb. 7-4)

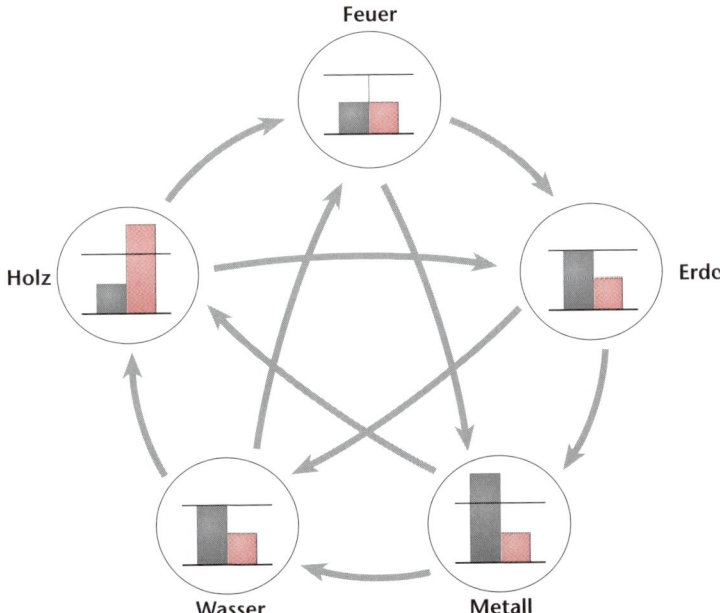

Abb. 7-4 In den Auswertungsbogen übertragene Ergebnisse.

Diskussion

- Der Patient hat in vier von fünf Elementen zu wenig Yang, daher **Dü 3** Meisterpunkt des Du Mai
- Der Überschuss an Yin in Metall kann an Holz geleitet werden: Gb 44 Großmutter-Punkt

- Der Überschuss an Yang in Holz kann über den *Yuan*-Punkt verteilt werden: **Gb 40**: *Yuan*-Punkt Gallenblase
- Der verbleibende Yin-Mangel in Feuer wird durch den *Mu*-Punkt aufgefüllt: **Ren 17**, in diesem Falle der *Mu*-Punkt des Perikard-Meridians, da das Schwitzen psychisch bedingt ist.

Therapievorschlag
Dü 3, Gb 44, Gb 40, Ren 17.

Fallbeispiel 6

Anamnese
Patientin, 38 Jahre alt.
Patient leidet unter Durchschlafschwierigkeiten und braucht mindestens 10 Stunden Schlaf. Darüber hinaus hat er ein Magengeschwür.

Feuer	Yin ↑	Yin ↓	Yang ↑	Yang ↓
Durchschlafschwierigkeiten		↓		↓
braucht viel Schlaf, > 8 Stunden		↓		↓
Auswertung	0	2	0	2
→ Qi-Mangel				
Erde	Yin ↑	Yin ↓	Yang ↑	Yang ↓
Ulcus ventriculi		↓	↑	
Auswertung	0	1	1	0
→ überaktives Yang				
Metall	Yin ↑	Yin ↓	Yang ↑	Yang ↓
trockener, dunkler Stuhl		↓		
atonische Obstipation				↓
Auswertung	0	1	0	1
→ Qi-Mangel				
Wasser	Yin ↑	Yin ↓	Yang ↑	Yang ↓
Zystitis			↑	
Pollakisurie			↑	
Auswertung	0	0	2	0
→ Yang-Exzess				
Holz	Yin ↑	Yin ↓	Yang ↑	Yang ↓
Schmerzen in Brüsten und Unterleib				↓
unregelmäßiger Zyklus		↓		↓
Auswertung	0	1	0	2
→ Qi-Mangel				

Auswertung (Abb. 7-5)

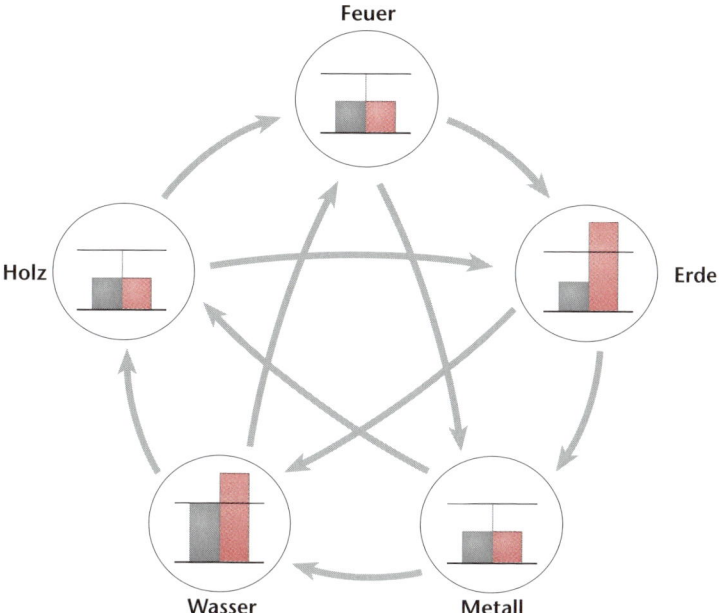

Abb. 7-5 In den Auswertungsbogen übertragene Ergebnisse.

Diskussion

- Im Vordergrund stehen hier die drei Qi-Mangel in Feuer, Metall und Holz. Der Qi-Mangel liegt im oberen (Feuer, Metall) und mittleren (Feuer, Metall und Holz) Erwärmer vor.
  - **MP 4**, Moxa, Meisterpunkt des Chong Mai
  - **Ni 16** für den mittleren Erwärmer
  - **Ni 21** für den oberen Erwärmer.
- Das überaktive Yang in Erde wird mit der *Yuan-Luo*-Verbindung behandelt: **Ma 42 → MP 4**
- Der Yang-Exzess in Wasser braucht den *Xi*-Punkt: **Bl 63**, *Xi*-Punkt der Blase

Therapievorschlag

MP 4, Ni 16, Ni 21, Ma 42 → MP 4, Bl 63

Fallbeispiel 7

Anamnese
Patientin, 19 Jahre alt.

Feuer	Yin ↑	Yin ↓	Yang ↑	Yang ↓
Herzklopfen		⊘		⊘
Hyperhidrosis		⊘	↑	oder ⊘
Schwitzen spontan				⊘
Auswertung	0	2	0	3
	→ Qi-Mangel			
Erde	Yin ↑	Yin ↓	Yang ↑	Yang ↓
Kopfzerbrechen, Grübelei, Sorgen		⊘		⊘
Auswertung	0	1	0	1
	→ Qi-Mangel			
Metall	Yin ↑	Yin ↓	Yang ↑	Yang ↓
leise Stimme		⊘		⊘
Wortkargheit		⊘		⊘
Auswertung	0	2	0	2
	→ Qi-Mangel			
Wasser	Yin ↑	Yin ↓	Yang ↑	Yang ↓
träge, willensschwach				⊘
übertriebene Selbstkritik		⊘		
schwaches Gedächtnis,		⊘		⊘
Auswertung	0	2	0	2
	→ Qi-Mangel			
Holz	Yin ↑	Yin ↓	Yang ↑	Yang ↓
depressiv, leise Stimme		⊘		⊘
mangelhaftes Selbstwertgefühl		⊘		
Neigung zu Tränenausbrüchen		⊘		
Auswertung	0	3	0	1
	→ Qi-Mangel			

Auswertung (Abb. 7-6)

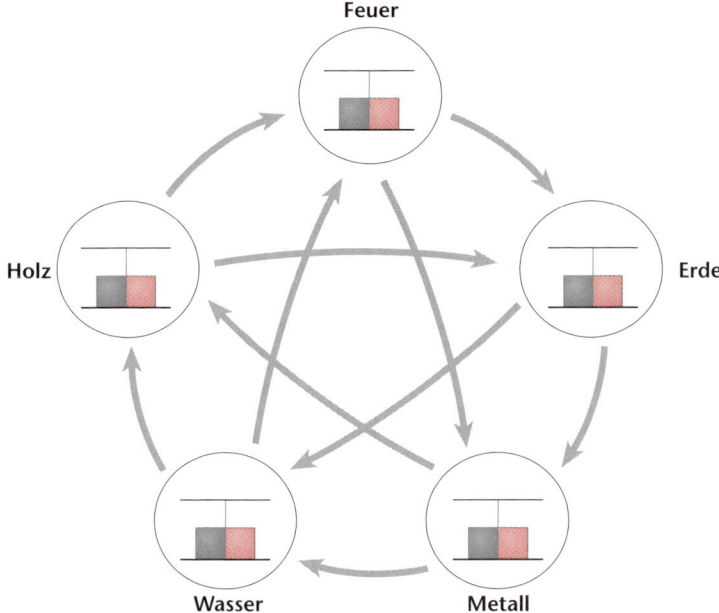

Abb. 7-6 In den Auswertungsbogen übertragene Ergebnisse.

Diskussion

- Dies ist ein relativ einfaches Bild: hier ist der Qi-Mangel in allen fünf Elementen gegeben:
  - **MP 4**, Moxa, Meisterpunkt des Chong Mai
  - **Ni 11** für den unteren Erwärmer
  - **Ni 16** für den mittleren Erwärmer
  - **Ni 21** für den oberen Erwärmer.

Therapievorschlag

MP 4, Ni 11, Ni 16, Ni 21.

Fallbeispiel 8

Anamnese
Patient, männlich, 75 Jahre alt.

Feuer	Yin ↑	Yin ↓	Yang ↑	Yang ↓
Herzinsuffizienz (B)				↓
Koronarsklerose	↑			↓
Auswertung	1	0	0	2
→ Yin-Stagnation				

Erde	Yin ↑	Yin ↓	Yang ↑	Yang ↓
schlechter Mundgeruch		↓	↑	
fauliger Atem		↓	↑	
Auswertung	0	2	2	0
→ überaktives Yang				

Metall	Yin ↑	Yin ↓	Yang ↑	Yang ↓
atonische Obstipation				↓
Auswertung	0	0	0	1
→ Yang-Mangel				

Wasser	Yin ↑	Yin ↓	Yang ↑	Yang ↓
Schwerhörigkeit		↓		↓
Tinnitus, abends schlimmer (s. a. Holz)		↓		↓
Rücken- und Knieschmerzen, Lumbago		↓		↓
Auswertung	0	3	0	3
→ Qi-Mangel				

Holz	Yin ↑	Yin ↓	Yang ↑	Yang ↓
Unruhe, Schlaflosigkeit		↓	↑	
Ärger und Depressionen		↓	↑	
Auswertung	0	2	2	0
→ überaktives Yang				

B = Beobachtung

Auswertung (Abb. 7-7)

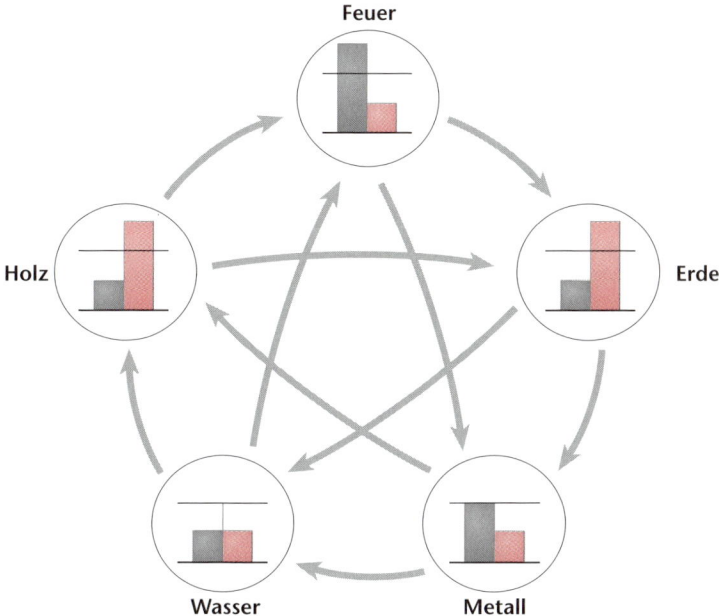

Abb. 7-7 In den Auswertungsbogen übertragene Ergebnisse.

Diskussion

- Der Überschuss von Yin aus Feuer wird an Erde weitergegeben: **MP 2**, Tonisierungspunkt
- Der Überschuss von Yang aus Erde wird an Metall weitergegeben: **Di 11**, Tonisierungspunkt
- Der Überschuss von Yang aus Holz wird an Feuer weitergegeben: **Dü 3**, Tonisierungspunkt
- Der Qi-Mangel in Wasser muss durch den *Mu*- und *Shu*-Punkt ausgeglichen werden:
  – **Gb 25**, *Mu*-Punkt Niere
  – **Bl 28**, *Shu*-Punkt Blase
- Der Yin-Mangel in Holz muss durch den *Mu*-Punkt aufgefüllt werden: **Le 14**, *Mu*-Punkt Leber.

Therapievorschlag

MP 2, Di 11, Dü 3, Gb 25, Bl 28, Le 14

Fallbeispiel 9

Anamnese
Patientin, 46 Jahre alt.

Feuer	Yin ↑	Yin ↓	Yang ↑	Yang ↓
endogene Depression	↑			↓
träge, introvertiert	↑			↓
Auswertung	2	0	0	2
	→ Yin-Stagnation			
Erde	Yin ↑	Yin ↓	Yang ↑	Yang ↓
chronische Gastritis	↑			↓
dumpfer, anhaltender Schmerz	↑			↓
Auswertung	2	0	0	2
	→ Yin-Stagnation			
Metall	Yin ↑	Yin ↓	Yang ↑	Yang ↓
chronische Bronchitis	↑	oder ↓		↓
eitrige Bronchitis	↑		↑	
Auswertung	2	0	1	1
	→ Yin-Exzess. Yang ist durch die einander widersprechenden Symptome ausgeglichen.			
Wasser	Yin ↑	Yin ↓	Yang ↑	Yang ↓
Inkontinenz				↓
Restharn				↓
Harnträufeln				↓
nächtliches Bettnässen		↓		↓
Auswertung	0	1	0	4
	→ Qi-Mangel			
Holz	Yin ↑	Yin ↓	Yang ↑	Yang ↓
übermäßiger Ärger und Zorn	↑			↓
Auswertung	1	0	0	1
	→ Yin-Stagnation			

Auswertung (Abb. 7-8)

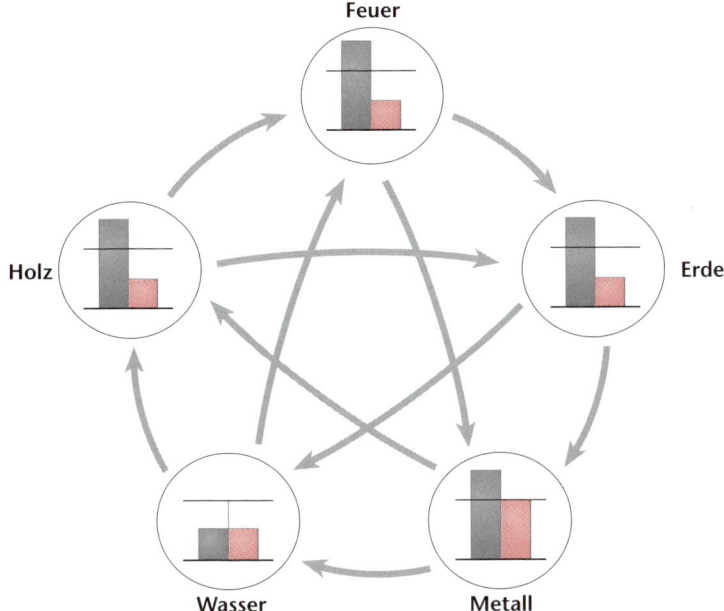

Abb. 7-8 In den Auswertungsbogen übertragene Ergebnisse.

Diskussion
- Hier steht die Yin-Stagnation in Holz, Feuer und Erde im Vordergrund: **Ni 6**, Meisterpunkt des Yinqiao Mai
- Der Yin-Überschuss in Metall kann nach Wasser weitergeleitet werden: **Ni 7**, Tonisierungspunkt
- Der verbleibende Yang-Mangel in Wasser muss durch den *Shu*-Punkt aufgefüllt werden: **Bl 28**, *Shu*-Punkt Blase.

Therapievorschlag
Ni 6, Ni 7, Bl 28.

Fallbeispiel 10

Anamnese
Patient, Kind, 5 Jahre alt.

Feuer	Yin ↑	Yin ↓	Yang ↑	Yang ↓
Fieber, Hitze, Rötung (U)	↑	oder ↓	↑	
viel Schwitzen bei Fieber			↑	
Auswertung	0	1	2	0
→ überaktives Yang				
Erde	Yin ↑	Yin ↓	Yang ↑	Yang ↓
eiskalte Hände und Füße	↑	oder ↓		↓
Auswertung	0	1	0	1
→ Qi-Mangel. Die Yin-Stagnation ist nicht gegeben, weil das Bindegewebe ohne Befund ist.				
Metall	Yin ↑	Yin ↓	Yang ↑	Yang ↓
akute Bronchitis	↑		↑	
juckende Haut			↑	
Auswertung	1	0	2	0
→ Qi-Exzess				
Wasser	Yin ↑	Yin ↓	Yang ↑	Yang ↓
innere Unruhe			↑	
ängstlich angespannt		↓		
Auswertung	0	1	1	0
→ überaktives Yang				
Holz	Yin ↑	Yin ↓	Yang ↑	Yang ↓
keine Symptome				
Auswertung	0	0	0	0
→ Gleichgewicht				

U = Untersuchung

Auswertung (Abb. 7-9)

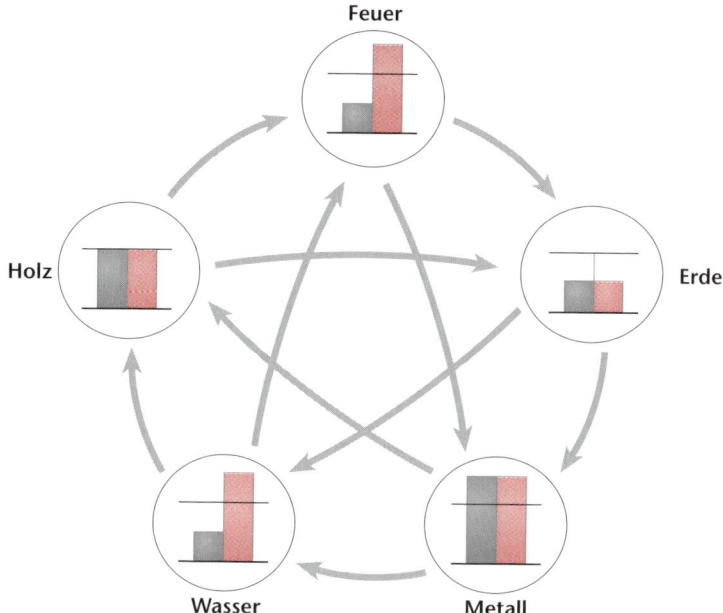

Abb. 7-9 In den Auswertungsbogen übertragene Ergebnisse.

Diskussion

- Der Chong Mai wird behandelt, wenn im Element Erde ein Qi-Mangel vorliegt: **MP 4** Moxa, Meisterpunkt Chong Mai
- Das überaktive Yang in Feuer muss mit der *Yuan-Luo*-Verbindung von Yang nach Yin behandelt werden: **Dü 4** → **He 5**, *Yuan-Luo*-Verbindung Feuer
- Den Mangel an Yin in Wasser kann aus dem Überschuss an Yin aus Metall aufgefüllt werden: **Ni 7**, Tonisierungspunkt
- Es bleibt der Yang-Überschuss in Metall. Hierfür brauchen wir den *Xi*-Punkt: **Lu 6**, *Xi*-Punkt Lunge, da das Symptom auf der Haut liegt
- Die Unruhe des Kindes können wir mit einem Allgemeinen Sedierungspunkt behandeln: **Du 20**.

Therapievorschlag

MP 4, Dü 4 → He 5, Ni 7, Lu 6, Du 20.

Symptomatische Fallbeispiele

Es ist auch möglich, einzelne Symptome energetisch zu behandeln. Dabei dürfen allerdings nicht die Punkte zur Anwendung kommen, die die Energie innerhalb der fünf Elemente verschieben, da wir dabei zwar in einem Element das Gleichgewicht wiederherstellen können, aber dafür im anderen Element ein Ungleichgewicht erzeugen. Es kommen also nur die Punkte in Frage, die mit der Umgebung korrespondieren, und das sind:

- *Shu*-Punkte
- *Mu*-Punkte
- *Xi*-Punkte
- *Yuan-Luo*-Verbindungen
- Symptomatische Punkte.

Fallbeispiel 11 (Feuer)

	Yin ↑	Yin ↓	Yang ↑	Yang ↓
Hypertonie (U)	↑		↑	oder ↓
Tachykardie, > 100 in Ruhe (U)	↑	oder ↓		↓
Auswertung	2	0	0	2
	→ Yin-Stagnation			

U = Untersuchung

Therapievorschlag
Hier können wir die *Yuan-Luo*-Verbindung einsetzen: **He 7 → Dü 7**

Fallbeispiel 12 (Feuer)

	Yin ↑	Yin ↓	Yang ↑	Yang ↓
Durchschlafschwierigkeiten		↓		↓
braucht viel Schlaf, > 8 Stunden		↓		↓
Auswertung	0	2	0	2
	→ Qi-Mangel			

Therapievorschlag
Zum Auffüllen des Qi-Mangels benötigen wir den *Shu*- und *Mu*-Punkt:

- Ren 17, *Mu*-Punkt Perikard
- Bl 22, *Shu*-Punkt 3E

Fallbeispiel 13 (Erde)

	Yin ↑	Yin ↓	Yang ↑	Yang ↓
trockene, rote Lippen, die zu Rissigkeit neigen		↓	↑	
akute Gastritis			↑	
viel Hunger, viel Durst		↓	↑	
Auswertung	0	2	3	0
	→ überaktives Yang			

Therapievorschlag
Der Ausgleich kann durch die *Yuan-Luo*-Verbindung hergestellt werden: **Ma 42 → MP 4**

Fallbeispiel 14 (Erde)

Der Patient hat eine Allergie. Das Allergen führt zu Durchfällen.

	Yin ↑	Yin ↓	Yang ↑	Yang ↓
Nahrungsmittelallergien		↓		oder ↓
Auswertung	0	0	0	1
	→ Yang-Mangel			

Therapievorschlag
Hier brauchen wir den *Shu*-Punkt zum Auffüllen des Yang-Mangels: **Bl 21, *Shu*-Punkt Magen**

Fallbeispiel 15 (Metall)

	Yin ↑	Yin ↓	Yang ↑	Yang ↓
chronische Bronchitis	↑	oder ↓		↓
trockene Bronchitis		↓		↓
Auswertung	0	2	0	2
	→ Qi-Mangel			

Therapievorschlag
Yin und Yang werden mit dem *Mu*- und *Shu*-Punkt aufgefüllt:

- Bl 13, *Shu*-Punkt der Lunge (nicht Dickdarm. Das Symptom ist in der Lunge!)
- Lu 1, *Mu*-Punkt der Lunge

Fallbeispiel 16 (Metall)

	Yin ↑	Yin ↓	Yang ↑	Yang ↓
Neurodermitis				(↓)
dicke Haut (U)	(↑)			
Auswertung	1	0	0	1
	→ Yin-Stagnation			

U = Untersuchung

Therapievorschlag

Für den Ausgleich brauchen wir die *Yuan-Luo*-Verbindung: **Lu 9 → Di 6**

Fallbeispiel 17 (Wasser)

	Yin ↑	Yin ↓	Yang ↑	Yang ↓
Schwerhörigkeit		(↓)		(↓)
Tinnitus, abends schlimmer (s. a. Holz)		(↓)		(↓)
Schwindeligkeit mit Leeregefühl im Kopf		(↓)		
Auswertung	0	3	0	2
	→ Qi-Mangel			

Therapievorschlag

Yang und Yin werden hier mit dem *Shu*- und *Mu*-Punkt aufgefüllt:

- Gb 25, *Mu*-Punkt von Niere
- Bl 28, *Shu*-Punkt von Blase

Fallbeispiel 18 (Wasser)

	Yin ↑	Yin ↓	Yang ↑	Yang ↓
Zystitis			(↑)	
Pollakisurie			(↑)	
♂ Prostatitis			(↑)	
Auswertung	0	0	3	0
	→ Yang-Exzess			

Therapievorschlag

Hier brauchen wir den *Xi*-Punkt: **Bl 63, *Xi*-Punkt der Blase**

Fallbeispiel 19 (Holz)

	Yin ↑	Yin ↓	Yang ↑	Yang ↓
M. Bechterew		↓		
Sehnenentzündungen		↓	↑	
Auswertung	0	2	1	0
	→ überaktives Yang			

Therapievorschlag
Ausgleich zwischen Yang und Yin durch die *Yuan-Luo*-Verbindung: **Gb 40** →
Le 5

Fallbeispiel 20 (Holz)

	Yin ↑	Yin ↓	Yang ↑	Yang ↓
Hypotonie, Parasympathikotonie	↑			↓
Auswertung	1	0	0	1
	→ Yin-Stagnation			

Therapievorschlag
Ausgleich zwischen Yin und Yang durch die *Yuan-Luo*-Verbindung: **Le 3** →
Gb 37

Anhang

8.1 Meridiane und Punkte

Lungen-Meridian			
	Lu 1	*zhongfu*	1 cun unter dem Schlüsselbein, 6 cun lateral Ren Mai
	Lu 2	*yunmen*	Direkt unter dem Schlüsselbein, 6 cun lateral Ren Mai
	Lu 3	*tianfu*	Vorderrand der Achselhöhle, radiale Seite des M. biceps brachii
	Lu 4	*xiabai*	1 cun unter Lu 3
	Lu 5	*chize*	In der Ellenbogenfalte, radial der Bizepssehne
	Lu 6	*kongzui*	Zwischen Lu 5 und Lu 9, 5 cun distal der Ellenbogenfalte
	Lu 7	*lieque*	Auf dem processus styloideus radii; wenn man Zeigefinger und Daumen beider Hände kreuzt, liegt der Zeigefinger auf dem Punkt
	Lu 8	*jingqu*	1 cun proximal der distalen Handgelenksbeugefalte, lateral der A. radialis
	Lu 9	*taiyuan*	In der distalen Handgelenksbeugefalte, lateral der A. radialis
	Lu 10	*yuji*	Auf dem Daumenballen, zwischen „roter und weißer" Haut
	Lu 11	*shaoshang*	Neben dem radialen Nagelwinkel des Daumens

Dickdarm-Meridian

Di 1	*shangyang*	Im radialen Nagelwinkel des Zeige-fingers
Di 2	*erjian*	Distal vom Zeigefingergrundgelenk, zwischen „weißer und roter" Haut
Di 3	*sanjian*	Proximal vom Zeigefingergrundge-lenk, zwischen „weißer und roter" Haut
Di 4	*hegu*	Auf halber Strecke zwischen Zeige-fingergrundgelenk und der „snuff-box" an der Daumenwurzel
Di 5	*yangxi*	In der „snuff-box" oder „tabatière"
Di 6	*pianli*	3 cun proximal von Di 5, auf der Strecke zu Di 11
Di 7	*wenliu*	5 cun proximal von Di 5
Di 8	*xialian*	4 cun distal von Di 11
Di 9	*shanglian*	3 cun distal von Di 11
Di 10	*shousanli*	2 cun distal von Di 11
Di 11	*quchi*	Bei angewinkeltem Ellbogen am la-teralen Ende der Ellbogenbeugefalte
Di 12	*zhouliao*	1 cun proximal von Di 11, am Humerusrand
Di 13	*shouwuli*	3 cun proximal von Di 11
Di 14	*binao*	7 cun proximal von Di 11
Di 15	*jianyu*	Bei angehobenem Arm in der Mulde am vorderen unteren Rand der Klavikula
Di 16	*jugu*	In der Vertiefung zwischen latera-lem Ende der Klavikula, Skapula und Akromion
Di 17	*tianding*	Am Hinterrand des M. sternocleido-mastoideus, 1 cun unter Di 18
Di 18	*futu*	3 cun lateral des Kehlkopfknorpels, am Vorderrand des M. sternocleido-mastoideus
Di 19	*kouheliao*	Unter dem Nasenloch, ½ cun lateral der Mittellinie
Di 20	*yingxiang*	In der Vertiefung am Unterrand des Nasenflügels

Magen-Meridian

Ma 1	*chengqi*	Bei geradem Blick unter der Pupille, auf dem Unterlid
Ma 2	*sibai*	Auf dem Rand des Os zygomaticum, unter Ma 1
Ma 3	*juliao*	Auf dem äußeren Rand der Nasolabialfalte, unter Ma 1
Ma 4	*dicang*	½ cun lateral des Mundwinkels
Ma 5	*daying*	Vor dem M. masseter auf dem Os mandibulare, in einer Grube
Ma 6	*jiache*	Kurz vor und oberhalb des Mandibularwinkels
Ma 7	*xiaguan*	Am Hinterrand des M. masseter, am unteren Rand des Os zygomaticum
Ma 8	*touwei*	4½ cun lateral der Mittellinie, 3 cun über dem Augenbrauenrand
Ma 9	*renying*	Auf Höhe der Schildknorpeloberkante, am Vorderrand des M. sternocleidomastoideus
Ma 10	*shuitu*	Zwischen Ma 9 und Ma 11 am Vorderrand des M. sternocleidomastoideus
Ma 11	*qishe*	Im Winkel zwischen Klavikula und M. sternocleidomastoideus
Ma 12	*quepen*	Auf der Mamillarlinie, über der Klavikula
Ma 13	*qihu*	Auf der Mamillarlinie, am Unterrand der Klavikula
Ma 14	*kufang*	Auf der Mamillarlinie im 1. Intercostalraum (ICR)
Ma 15	*wuyi*	Auf der Mamillarlinie im 2 ICR
Ma 16	*yingchuang*	Auf der Mamillarlinie im 3. ICR
Ma 17	*ruzhong*	Auf der Mitte der Mamille
Ma 18	*rugen*	Auf der Mamillarlinie im 5. ICR
Ma 19	*burong*	2 cun lateral der Mittellinie, 6 cun oberhalb des Nabels
Ma 20	*chengman*	2 cun lateral der Mittellinie, 5 cun oberhalb des Nabels
Ma 21	*liangmen*	2 cun lateral der Mittellinie, 4 cun oberhalb des Nabels
Ma 22	*guanmen*	2 cun lateral der Mittellinie, 3 cun oberhalb des Nabels

Magen-Meridian

Ma 23	*taiyi*	2 cun lateral der Mittellinie, 2 cun oberhalb des Nabels
Ma 24	*huaroumen*	2 cun lateral der Mittellinie, 1 cun oberhalb des Nabels
Ma 25	*tianshu*	2 cun lateral der Mittellinie, auf Höhe des Nabels
Ma 26	*wailing*	2 cun lateral der Mittellinie, 1 cun unterhalb des Nabels
Ma 27	*daju*	2 cun lateral der Mittellinie, 2 cun unterhalb des Nabels
Ma 28	*shuidao*	2 cun lateral der Mittellinie, 3 cun unterhalb des Nabels
Ma 29	*guilai*	2 cun lateral der Mittellinie, 4 cun unterhalb des Nabels
Ma 30	*qichong*	2 cun lateral der Mittellinie, 5 cun unterhalb des Nabels, am Oberrand des Os pubis
Ma 31	*biguan*	Unter der spina iliaca anterior superior, lateral des M. sartorius
Ma 32	*futu*	6 cun über der Oberkante der Patella, über deren lateraler Kante
Ma 33	*yinshi*	3 cun proximal der lateralen Oberkante der Patella
Ma 34	*liangqiu*	2 cun proximal der lateralen Oberkante der Patella
Ma 35	*dubi*	Unterhalb der Patella, lateral der Patellarsehne
Ma 36	*zusanli*	3 cun unter der Unterkante der Patella, am Hinterrand der Tibia
Ma 37	*shangjuxu*	3 cun distal von Ma 36, am Hinterrand der Tibia
Ma 38	*tiaokou*	5 cun distal von Ma 36, am Hinterrand der Tibia
Ma 39	*xiajuxu*	1 cun distal von Ma 38
Ma 40	*fenglong*	In der Mitte zwischen der Unterkante der Patella und dem Malleus externus, lateral der Fibula
Ma 41	*jiexi*	Auf dem Fußrücken auf der Mittelfußbeugefalte, zwischen den Sehnen des M. extensor hallucis longus und M. extensor digitorum longus
Ma 42	*chongyang*	1½ cun distal von Ma 41

Ma 8

Ma 12

19

31

32

33
34

35

Ma 36
Unterer
Meer-
Xiaohe-
Punkt des
Magens

41

Ma 45

Magen-Meridian

	Ma 43 xiangu	Zwischen den Ossa metatarsalia 2 und 3, vor den distalen Gelenksenden
	Ma 44 neiting	In der Interdigitalhaut zwischen der 2. und 3. Zehe

Milz-Pankreas-Meridian

	MP 1 *yinbai*	Im tibialen / medialen Nagelwinkel der großen Zehe
	MP 2 *dadu*	An der medialen Seite des Großzehengrundgelenks, zwischen „roter und weißer" Haut
	MP 3 *taibai*	Vor der distalen Epiphyse des Os metatarsale 1 zwischen „roter und weißer" Haut
	MP 4 *gongsun*	Vor der proximalen Epiphyse des Os metatarsale 1 zwischen „roter und weißer" Haut
	MP 5 *shangqiu*	In einer Vertiefung an der vorderen unteren Grenze des Malleolus medialis
	MP 6 *sanyinjiao*	3 cun über dem höchsten Punkt des Malleolus medialis, am Hinterrand der Tibia
	MP 7 *lougu*	6 cun über dem höchsten Punkt des Malleolus medialis, am Hinterrand der Tibia
	MP 8 *diji*	10 cun über dem höchsten Punkt des Malleolus medialis, am Hinterrand der Tibia
	MP 9 *yinlingqan*	In einer Vertiefung am Unterrand des condylus medialis der Tibia
	MP 10 *xuehai*	2 cun proximal des medialen oberen Randes der Patella
	MP 11 *jimen*	6 cun proximal von MP / Mi 10
	MP 12 *chongmen*	3½ cun lateral der Mittellinie, am Oberrand der Symphyse
	MP 13 *fushe*	4 cun lateral der Mittellinie, 0,7 cun über MP / Mi 12
	MP 14 *fujie*	4 cun lateral der Mittellinie, 3 cun über MP / Mi 13

Milz-Pankreas-Meridian

MP 15	*daheng*	4 cun lateral der Mittellinie, auf Höhe des Nabels
MP 16	*fuai*	4 cun lateral der Mittellinie, 3 cun über MP/Mi 15
MP 17	*shidou*	6 cun lateral der Mittellinie, im 5. ICR
MP 18	*tianxi*	6 cun lateral der Mittellinie, im 4. ICR
MP 19	*xiongxiang*	6 cun lateral der Mittellinie, im 3. ICR
MP 20	*zhourong*	6 cun lateral der Mittellinie, im 2. ICR
MP 21	*dabao*	Auf der mittleren Axillarlinie, im 6. ICR

Herz-Meridian

He 1	*jiquan*	In der Achselhöhle, medial der A. axillaris
He 2	*qingling*	3 cun oberhalb des Ellenbogens, an der Innenseite des Bizeps
He 3	*shaohai*	Bei angewinkeltem Ellbogen am medialen Ende der Ellbogenbeugefalte
He 4	*lingdao*	Auf der Innenseite des Unterarmes, ulnar, 1 ½ cun proximal der Handgelenksbeugefalte
He 5	*tongli*	1 cun proximal He 7
He 6	*yinxi*	½ cun proximal He 7
He 7	*shenmen*	Auf der distalen Handgelenksbeugefalte, radial der Sehne des M. flexor carpi ulnaris
He 8	*shaofu*	Zwischen Os metacarpale 4 und 5, dort, wo der kleine Finger den Handteller bei geballter Faust trifft
He 9	*shaochong*	Im radialen Nagelwinkel des kleinen Fingers

Dünndarm-Meridian

Dü 1	*shaoze*	Im ulnaren Nagelwinkel des kleinen Fingers
Dü 2	*qiangu*	Distal des Grundgelenkes des kleinen Fingers, zwischen „roter und weißer" Haut
Dü 3	*houxi*	Proximal des Grundgelenkes des kleinen Fingers, zwischen „roter und weißer" Haut
Dü 4	*wangu*	Zwischen Os metacarpale 5, Os hamatum und Os pisiforme
Dü 5	*yanggu*	Zwischen der Ulna und dem Os triquetrum, zwischen „roter und weißer" Haut
Dü 6	*yanglao*	Auf der radialen Seite des Processus styloideus ulnae
Dü 7	*zhizheng*	5 cun proximal Dü 5
Dü 8	*xiaohai*	Dorsal zwischen dem olecranon ulnae und dem epicondylus humeri, zwischen „weißer und roter" Haut
Dü 9	*jianzhen*	1 cun über der hinteren Axillarfalte
Dü 10	*naoshu*	Am Unterrand der spina scapulae, über der Achselfalte
Dü 11	*tianzong*	In der Mitte der Skapula; Dü 9, 10 und 11 bilden ein gleichseitiges Dreieck
Dü 12	*bingfeng*	In der Mitte der fossa supraspinata, über Dü 11
Dü 13	*quyuan*	In der Mitte zwischen Dü 10 und dem processus spinosus des 2 Brustwirbelkörpers (BWK)
Dü 14	*jianwaishu*	3 cun lateral vom proc. spin. des 1. BWK
Dü 15	*jianzhongs-hu*	2 cun lateral vom proc. spin. des 7. HWK
Dü 16	*tianchuang*	Am Hinterrand des M. sternocleido-mastoideus, seitlich des Kehlkopf-knorpels
Dü 17	*tianrong*	Am Vorderrand des M. sternocleido-mastoideus, senkrecht unter dem Ohrläppchen
Dü 18	*quanliao*	An der Unterkante des Jochbeins, unter dem lateralen Augenwinkel
Dü 19	*tinggong*	Vor dem Ohr zwischen Tragus und Kiefergelenk

Dü 19

Dü 15

Dü 13

16

Dü 8

Dü 1

bis Ma 39
unterer Meer-*Xiaohe*-
Punkt des Dünndarms

Blasen-Meridian

Bl 1	*jingming*	Im medialen Augenwinkel
Bl 2	*zanzhu*	Am medialen Ende der Augenbrauen
Bl 3	*meichong*	3½ cun über Bl 2, also ½ cun über der Haargrenze
Bl 4	*Qucha*	1 cun lateral Bl 3, also 1 ½ cun lateral der Mittellinie, ½ cun über der Haargrenze
Bl 5	*wuchu*	½ cun hinter Bl4, 1 cun über der Haargrenze
Bl 6	*chengguang*	1½ cun hinter Bl 5
Bl 7	*tongtian*	1½ cun hinter Bl 6
Bl 8	*luoque*	1½ cun hinter Bl 7
Bl 9	*yuzhen*	1,3 cun lateral der Mittellinie, über der protuberatia occipitalis externa
Bl 10	*tianzhu*	1,3 cun lateral der Mittellinie, zwischen processus spinosus (proc. spin.) des 1. und 2 HWK
Bl 11	*dazhu*	1½ cun lateral des proc. spin. des 1. BWK
Bl 12	*fengmen*	1½ cun lateral der Mittellinie, Höhe proc. spin. des 2. BWK
Bl 13	*feishu*	1½ cun lateral des proc. spin. des 3. BWK
Bl 14	*jueyinshu*	1½ cun lateral des proc. spin. des 4. BWK
Bl 15	*xinshu*	1½ cun lateral des proc. spin. des 5. BWK
Bl 16	*dushu*	1½ cun lateral des proc. spin. des 6. BWK
Bl 17	*geshu*	1½ cun lateral des proc. spin. des 7. BWK
Bl 18	*ganshu*	1½ cun lateral des proc. spin. des 9. BWK
Bl 19	*danshu*	1½ cun lateral des proc. spin. des 10. BWK
Bl 20	*pishu*	1½ cun lateral des proc. spin. des 11. BWK
Bl 21	*weishu*	1½ cun lateral des proc. spin. des 12. BWK
Bl 22	*sanjiaoshu*	1½ cun lateral des proc. spin. des 1. LWK

Blasen-Meridian

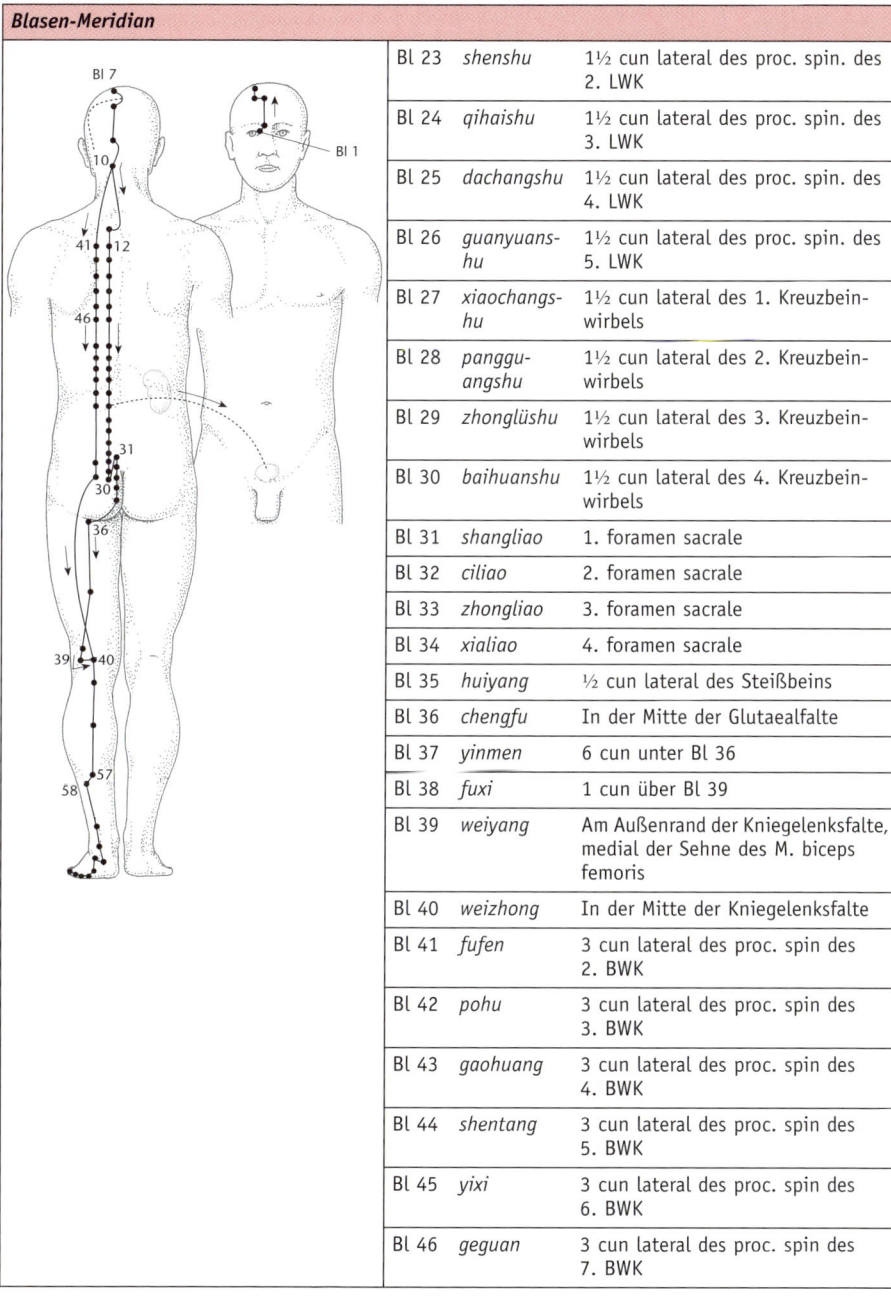

Bl 23	*shenshu*	1½ cun lateral des proc. spin. des 2. LWK
Bl 24	*qihaishu*	1½ cun lateral des proc. spin. des 3. LWK
Bl 25	*dachangshu*	1½ cun lateral des proc. spin. des 4. LWK
Bl 26	*guanyuanshu*	1½ cun lateral des proc. spin. des 5. LWK
Bl 27	*xiaochangshu*	1½ cun lateral des 1. Kreuzbeinwirbels
Bl 28	*pangguangshu*	1½ cun lateral des 2. Kreuzbeinwirbels
Bl 29	*zhonglüshu*	1½ cun lateral des 3. Kreuzbeinwirbels
Bl 30	*baihuanshu*	1½ cun lateral des 4. Kreuzbeinwirbels
Bl 31	*shangliao*	1. foramen sacrale
Bl 32	*ciliao*	2. foramen sacrale
Bl 33	*zhongliao*	3. foramen sacrale
Bl 34	*xialiao*	4. foramen sacrale
Bl 35	*huiyang*	½ cun lateral des Steißbeins
Bl 36	*chengfu*	In der Mitte der Glutaealfalte
Bl 37	*yinmen*	6 cun unter Bl 36
Bl 38	*fuxi*	1 cun über Bl 39
Bl 39	*weiyang*	Am Außenrand der Kniegelenksfalte, medial der Sehne des M. biceps femoris
Bl 40	*weizhong*	In der Mitte der Kniegelenksfalte
Bl 41	*fufen*	3 cun lateral des proc. spin des 2. BWK
Bl 42	*pohu*	3 cun lateral des proc. spin des 3. BWK
Bl 43	*gaohuang*	3 cun lateral des proc. spin des 4. BWK
Bl 44	*shentang*	3 cun lateral des proc. spin des 5. BWK
Bl 45	*yixi*	3 cun lateral des proc. spin des 6. BWK
Bl 46	*geguan*	3 cun lateral des proc. spin des 7. BWK

Blasen-Meridian

Bl 47	*hunmen*	3 cun lateral des proc. spin des 9. BWK
Bl 48	*yanggang*	3 cun lateral des proc. spin des 10. BWK
Bl 49	*yishe*	3 cun lateral des proc. spin des 11. BWK
Bl 50	*weicang*	3 cun lateral des proc. spin des 12. BWK
Bl 51	*huangmen*	3 cun lateral des proc. spin des 1. LWK
Bl 52	*zhishi*	3 cun lateral des proc. spin des 2. LWK
Bl 53	*baohuang*	3 cun lateral des 2. foramen sacrale
Bl 54	*zhibian*	3 cun lateral des 4. foramen sacrale
Bl 55	*heyang*	2 cun unter Bl 40 (Mitte der Poplitaealfalte)
Bl 56	*chengjin*	5 cun unter Bl 40 (Mitte der Poplitaealfalte), 3 cun unter Bl 55
Bl 57	*chengshan*	8 cun unter Bl 40 (Mitte der Poplitaealfalte), 3 cun unter Bl 56
Bl 58	*feiyang*	7 cun proximal von Bl 60, am lateralen Rand des M. gastrocnemius
Bl 59	*fuyang*	3 cun über Bl 60
Bl 60	*kunlun*	Auf der Horizontalen zwischen dem malleolus externus und der Achillessehne
Bl 61	*pucan*	1½ cun unter Bl 60
Bl 62	*shenmai*	In einer Vertiefung am Unterrand des malleolus externus
Bl 63	*jinmen*	Unter dem Os cuboideum, auf halber Strecke zwischen Bl 62 und Bl 64
Bl 64	*jinggu*	Unter dem proximalen Gelenksende von Os metatarsale 5, zwischen „roter und weißer" Haut
Bl 65	*shugu*	Unter dem distalen Gelenksende von Os metatarsale 5, zwischen „roter und weißer" Haut
Bl 66	*zutonggu*	Distal vom Metatarso-Phalangeal-Gelenk der kleinen Zehe
Bl 67	*zhiyin*	Im lateralen Nagelwinkel der kleinen Zehe

Nieren-Meridian

Ni 1	*yongquan*	In einer Vertiefung in der Mitte der Fußsohle zwischen den Grundgelenken der 2. und 3. Zehe
Ni 2	*rangu*	Vor und unterhalb des Os naviculare, 1 cun proximal MP/Mi 4
Ni 3	*taixi*	Auf der Horizontalen zwischen dem malleolus medialis und der Achillessehne
Ni 4	*dazhong*	Am inneren Rand des Achillessehnen-Ansatzes, ½ cun unter dem malleolus medialis
Ni 5	*shuiquan*	1 cun unter Ni 3
Ni 6	*zhaohai*	In einer Vertiefung am Unterrand des malleolus medialis
Ni 7	*fuliu*	2 cun über Ni 3, am Vorderrand der Achillessehne
Ni 8	*jiaoxin*	½ cun vor Ni 7
Ni 9	*zhubin*	3 cun über Ni 7, 5 cun über Ni 3
Ni 10	*yingu*	Am medialen Rand der Kniegelenksbeugefalte
Ni 11	*henggu*	½ cun lateral der Mittellinie, am Oberrand des Schambeins
Ni 12	*dahe*	½ cun lateral der Mittellinie, 1 cun über Ni 11
Ni 13	*qixue*	½ cun lateral der Mittellinie, 2 cun über Ni 11
Ni 14	*siman*	½ cun lateral der Mittellinie, 3 cun über Ni 11
Ni 15	*zhongzhu*	½ cun lateral der Mittellinie, 4 cun über Ni 11
Ni 16	*huangshu*	½ cun lateral der Mittellinie, auf Höhe des Bauchnabels
Ni 17	*shangqu*	½ cun lateral der Mittellinie, 2 cun über Ni 16
Ni 18	*shiguan*	½ cun lateral der Mittellinie, 3 cun über Ni 16
Ni 19	*yindu*	½ cun lateral der Mittellinie, 4 cun über Ni 16
Ni 20	*futonggu*	½ cun lateral der Mittellinie, 5 cun über Ni 16
Ni 21	*youmen*	½ cun lateral der Mittellinie, 6 cun über Ni 16

Nieren-Meridian

Ni 22	*bulang*	2 cun lateral der Mittellinie, im 5. ICR
Ni 23	*shenfeng*	2 cun lateral der Mittellinie, im 4. ICR
Ni 24	*lingxu*	2 cun lateral der Mittellinie, im 3. ICR
Ni 25	*shencang*	2 cun lateral der Mittellinie, im 2. ICR
Ni 26	*yuzhong*	2 cun lateral der Mittellinie, im 1. ICR
Ni 27	*shufu*	2 cun lateral der Mittellinie, zwischen 1. Rippe und der Klavikula

Perikard-Meridian

Pe 1	*tianchi*	1 cun lateral der Brustwarze
Pe 2	*tianquan*	Auf der Innenseite des Oberarms, zwischen den Köpfen des M. biceps brachii, 2 cun unter der vorderen Achselfalte
Pe3	*quze*	In der Mitte der Ellenbeuge, radial der Sehne des M. biceps brachii
Pe 4	*ximen*	5 cun proximal der distalen Handgelenksbeugefalte, zwischen Sehnen des M. palmaris longus und des M. flexor carporadialis
Pe 5	*jianshi*	3 cun proximal der distalen Handgelenksbeugefalte, zwischen Sehnen des M. palmaris longus und des M. flexor carporadialis
Pe 6	*neiguan*	2 cun proximal der distalen Handgelenksbeugefalte, zwischen Sehnen des M. palmaris longus und des M. flexor carporadialis
Pe 7	*daling*	In der distalen Handgelenksbeugefalte, zwischen Sehnen des M. palmaris longus und des M. flexor carporadialis
Pe 8	*laogong*	Im Handteller, zwischen den Ossa metacarpalia 3 und 4, bei geschlossener Faust an der Spitze des 3 Fingers
Pe 9	*zhongchong*	An der Spitze des Mittelfingers

3 Erwärmer/*Sanjiao*-Meridian

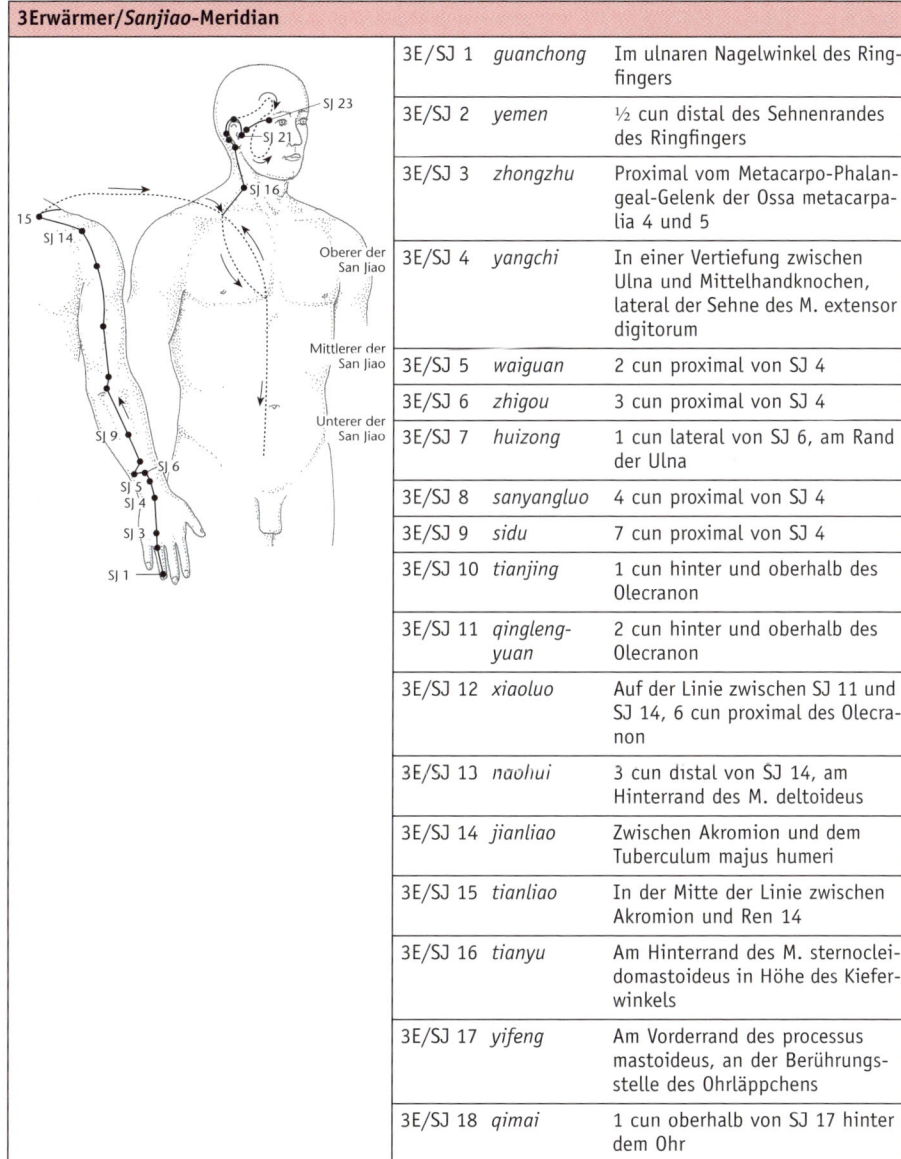

3E/SJ 1	*guanchong*	Im ulnaren Nagelwinkel des Ringfingers
3E/SJ 2	*yemen*	½ cun distal des Sehnenrandes des Ringfingers
3E/SJ 3	*zhongzhu*	Proximal vom Metacarpo-Phalangeal-Gelenk der Ossa metacarpalia 4 und 5
3E/SJ 4	*yangchi*	In einer Vertiefung zwischen Ulna und Mittelhandknochen, lateral der Sehne des M. extensor digitorum
3E/SJ 5	*waiguan*	2 cun proximal von SJ 4
3E/SJ 6	*zhigou*	3 cun proximal von SJ 4
3E/SJ 7	*huizong*	1 cun lateral von SJ 6, am Rand der Ulna
3E/SJ 8	*sanyangluo*	4 cun proximal von SJ 4
3E/SJ 9	*sidu*	7 cun proximal von SJ 4
3E/SJ 10	*tianjing*	1 cun hinter und oberhalb des Olecranon
3E/SJ 11	*qinglengyuan*	2 cun hinter und oberhalb des Olecranon
3E/SJ 12	*xiaoluo*	Auf der Linie zwischen SJ 11 und SJ 14, 6 cun proximal des Olecranon
3E/SJ 13	*naohui*	3 cun distal von SJ 14, am Hinterrand des M. deltoideus
3E/SJ 14	*jianliao*	Zwischen Akromion und dem Tuberculum majus humeri
3E/SJ 15	*tianliao*	In der Mitte der Linie zwischen Akromion und Ren 14
3E/SJ 16	*tianyu*	Am Hinterrand des M. sternocleidomastoideus in Höhe des Kieferwinkels
3E/SJ 17	*yifeng*	Am Vorderrand des processus mastoideus, an der Berührungsstelle des Ohrläppchens
3E/SJ 18	*qimai*	1 cun oberhalb von SJ 17 hinter dem Ohr
3E/SJ 19	*luxi*	1 cun oberhalb von SJ 18 hinter dem Ohr
3E/SJ 20	*jiaosun*	Über dem höchsten Punkt der Helix des Ohres
3E/SJ 21	*ermen*	An der Obergrenze des Ohres

3Erwärmer/Sanjiao-Meridian			
	3E/SJ 22	*erheliao*	1 cun vor dem Übergang der Helix auf die Schläfe
	3E/SJ 23	*sizhukong*	Am lateralen Rand der Augenbraue

Gallenblasen-Meridian			
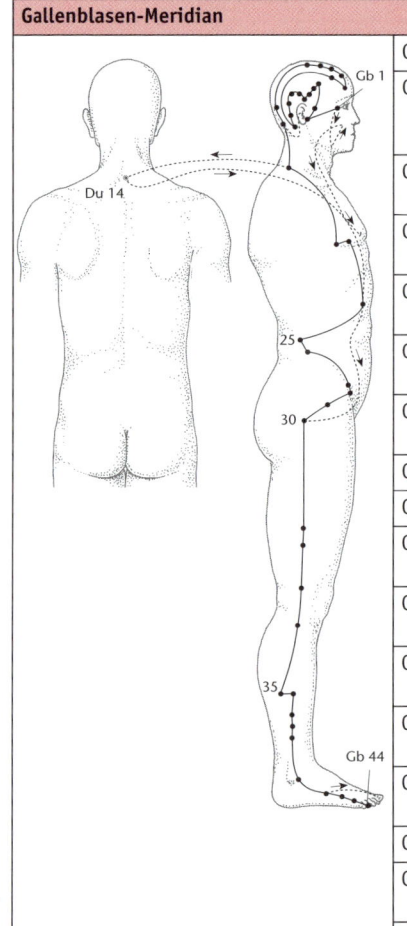	Gb 1	*tongziliao*	Im lateralen Augenwinkel
	Gb 2	*tinghui*	Vor der incisura intertragica: zwischen Tragus und Antitragus des Ohres
	Gb 3	*shangguan*	Am Oberrand des Jochbeinbogens, über Ma 7
	Gb 4	*hanyan*	An der Haargrenze, 1 cun unter Ma 8
	Gb 5	*xuanlu*	Auf der Verbindungslinie Gb 4-Gb 7 im oberen Drittel
	Gb 6	*xuanli*	Auf der Verbindungslinie Gb 4-Gb 7 im unteren Drittel
	Gb 7	*qubin*	Auf der Haargrenze im Bogen vor und über dem Ohr, 1 cun vor SJ 20
	Gb 8	*shuaigu*	1½ cun über der Ohrspitze
	Gb 9	*tianchong*	½ cun hinter Gb 8
	Gb 10	*fubai*	Auf Höhe der Ohrspitze 1 cun hinter SJ 20
	Gb 11	*touqiaoyin*	Zwischen Gb 10 und der Spitze des processus mastoideus
	Gb 12	*wangu*	Unter und minimal hinter des Spitze des processus mastoideus
	Gb 13	*benshen*	3½ cun über dem seitlichen Augenbrauenrand
	Gb 14	*yangbai*	1 cun über der Mitte der Augenbraue
	Gb 15	*toulinqi*	2½ cun über Gb 14
	Gb 16	*muchang*	1½ cun über Gb 15, 4 cun über Gb 14
	Gb 17	*zhengying*	1½ cun hinter Gb 16, 5 ½ cun über Gb 14
	Gb 18	*chengling*	1½ cun hinter Gb 17, 7 cun über Gb 14
	Gb 19	*naokong*	1½ cun über Gb 20

Gallenblasen-Meridian

Gb 20	*fengchi*	In der Vertiefung zwischen M. sternocleidomastoideus und M. trapezius
Gb 21	*jianjing*	In der Vertiefung am höchsten Punkt der Schulter zwischen Du 14 und Akromion
Gb 22	*yuanye*	3 cun unter der vorderen Achselfalte, im 4. ICR
Gb 23	*zhejin*	1 cun vor Gb 22, im 4. ICR
Gb 24	*riyue*	Im 7. ICR in der Mamillarlinie
Gb 25	*jingmen*	Am unteren Rand der Endes der 12. Rippe
Gb 26	*daimai*	Zwischen den Endpunkten der 11. und 12. Rippe, auf Höhe des Nabels
Gb 27	*wushu*	½ cun medial der spina iliaca anterior superior
Gb 28	*weidao*	½ cun unter Gb 27
Gb 29	*juliao*	Auf der Mitte der Linie von spina iliaca anterior superior und trochanter major
Gb 30	*huantiao*	Zwischen dem 1. und 2. Drittel der Linie zwischen trochanter major und Os sacrum
Gb 31	*fengshi*	Dort, wo beim stehenden Patienten der Mittelfinger den Oberschenkel berührt, 7 cun über der äußeren Kniegelenksfalte
Gb 32	*zhongdu*	5 cun über der äußeren Kniegelenksfalte
Gb 33	*xiyangguan*	In der Vertiefung zwischen Femur und den Sehnen des M. biceps femoris
Gb 34	*yangling-quan*	In der Vertiefung vor dem Fibula-Kopf
Gb 35	*yangjiao*	7 cun über dem malleolus externus, am Hinterrand der Fibula
Gb 36	*waiqiu*	7 cun über dem malleolus externus, am Vorderrand der Fibula
Gb 37	*guangming*	5 cun über dem malleolus externus, am Vorderrand der Fibula
Gb 38	*yangfu*	4 cun über dem malleolus externus, am Vorderrand der Fibula
Gb 39	*xuanzhong*	3 cun über dem malleolus externus, am Vorderrand der Fibula

Gallenblasen-Meridian

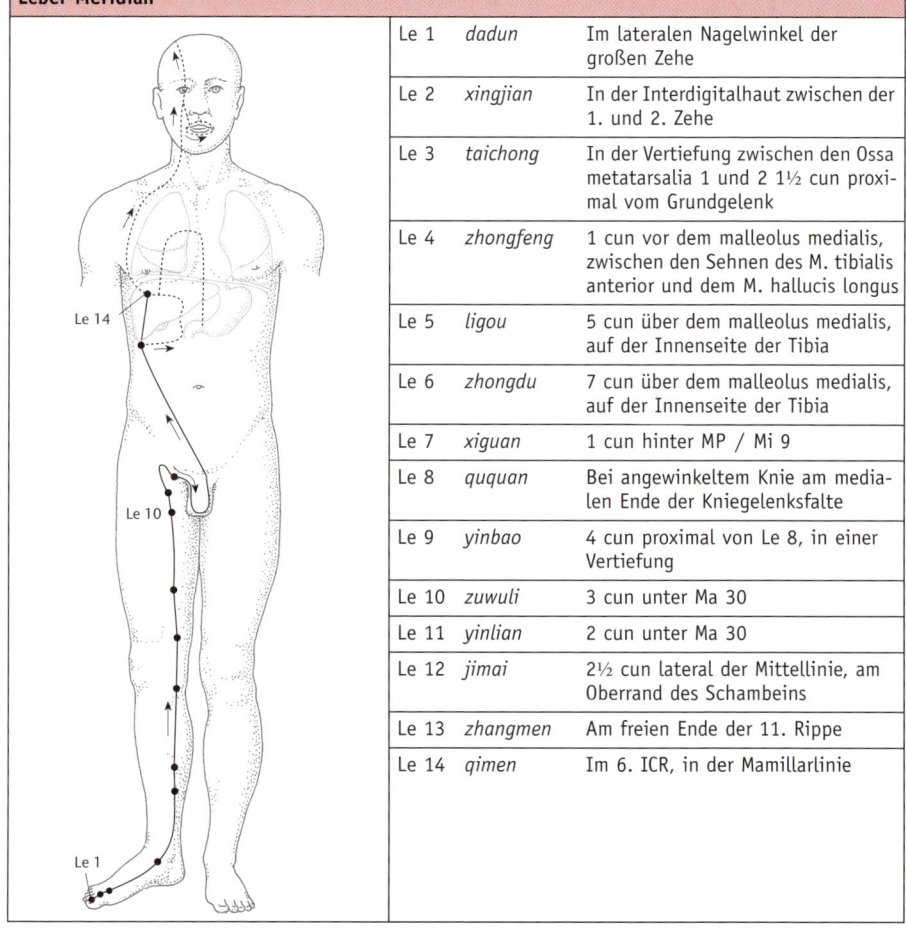

Gb 40	qiuxu	Vor und unter dem malleolus externus, lateral der Sehne des M. extensor digitorum longus
Gb 41	zulinqi	In der Vertiefung am proximalen Ende der Ossa metatarsalia 4 und 5
Gb 42	diwuhui	In der Vertiefung am distalen Ende der Ossa metatarsalia 4 und 5
Gb 43	xiaxi	In der Interdigitalhaut zwischen der 4. und 5. Zehe
Gb 44	zuqiaoyin	Im äußeren Nagelwinkel der 4. Zehe

Leber-Meridian

Le 1	*dadun*	Im lateralen Nagelwinkel der großen Zehe
Le 2	*xingjian*	In der Interdigitalhaut zwischen der 1. und 2. Zehe
Le 3	*taichong*	In der Vertiefung zwischen den Ossa metatarsalia 1 und 2 1½ cun proximal vom Grundgelenk
Le 4	*zhongfeng*	1 cun vor dem malleolus medialis, zwischen den Sehnen des M. tibialis anterior und dem M. hallucis longus
Le 5	*ligou*	5 cun über dem malleolus medialis, auf der Innenseite der Tibia
Le 6	*zhongdu*	7 cun über dem malleolus medialis, auf der Innenseite der Tibia
Le 7	*xiguan*	1 cun hinter MP / Mi 9
Le 8	*ququan*	Bei angewinkeltem Knie am medialen Ende der Kniegelenksfalte
Le 9	*yinbao*	4 cun proximal von Le 8, in einer Vertiefung
Le 10	*zuwuli*	3 cun unter Ma 30
Le 11	*yinlian*	2 cun unter Ma 30
Le 12	*jimai*	2½ cun lateral der Mittellinie, am Oberrand des Schambeins
Le 13	*zhangmen*	Am freien Ende der 11. Rippe
Le 14	*qimen*	Im 6. ICR, in der Mamillarlinie

Du Mai		
Der gesamte Meridian verläuft über die hintere Mittellinie des Körpers		

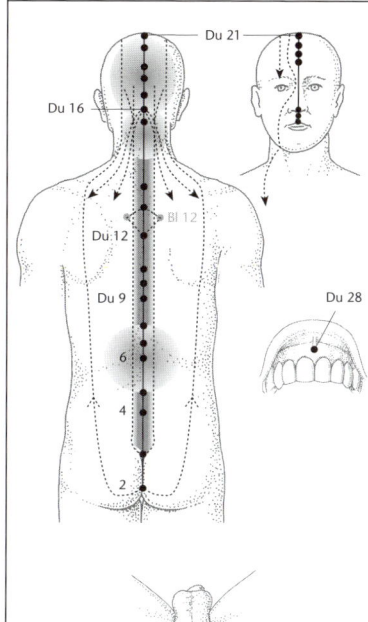

Du 1	*changqiang*	Zwischen Anus und Spitze des Steißbeins
Du 2	*yaoshu*	Zwischen Steißbein und Os sacrum
Du 3	*yaoyangguan*	Unter dem proc. spin. des 4. LWK
Du 4	*mingmen*	Unter dem proc. spin. des 2. LWK
Du 5	*xuanshu*	Unter dem proc. spin. des 1. LWK
Du 6	*jizhong*	Unter dem proc. spin. des 11. BWK
Du 7	*zhongshu*	Unter dem proc. spin. des 10. BWK
Du 8	*jinsuo*	Unter dem proc. spin. des 9. BWK
Du 9	*zhiyang*	Unter dem proc. spin. des 7. BWK
Du 10	*lingtai*	Unter dem proc. spin. des 6. BWK
Du 11	*shendao*	Unter dem proc. spin. des 5. BWK
Du 12	*shenzhu*	Unter dem proc. spin. des 3. BWK
Du 13	*taodao*	Unter dem proc. spin. des 1. BWK
Du 14	*dazhui*	Unter dem proc. spin. des 7. HWK
Du 15	*yamen*	½ cun oberhalb des Nackenhaaransatzes
Du 16	*fengfu*	1 cun oberhalb des Nackenhaaransatzes
Du 17	*naohu*	1½ cun über Du 16
Du 18	*qiangjian*	1½ cun über Du 17
Du 19	*houding*	1½ cun über Du 18
Du 20	*baihui*	1½ cun über Du 19, Kreuzungspunkt der Verbindung zwischen den beiden Ohrspitzen und der mittleren Schädelnaht
Du 21	*qianding*	1 ½ cun vor Du 20
Du 22	*xinhui*	3 cun vor Du 20
Du 23	*shangxing*	4 cun vor Du 20, 1 cun hinter dem vorderen Haaransatz
Du 24	*shenting*	½ cun hinter dem vorderen Haaransatz
Du 25	*suliao*	An der Nasenspitze
Du 26	*shuigou*	Zwischen dem oberen und mittleren Drittel des Philtrums
Du 27	*duiduan*	An der Grenze zwischen Philtrum und Oberlippe
Du 28	*yinliao*	Im Mund, in der Falte zwischen Oberlippe und Kiefer

Ren Mai

Der gesamte Meridian verläuft über die vordere Mittellinie des Körpers

Ren 1	*huiyin*	Vor dem Anus, in der Mitte des Perineums
Ren 2	*qugu*	Über der Symphyse des Os pubis
Ren 3	*zhongji*	4 cun unter dem Nabel
Ren 4	*guanyuan*	3 cun unter dem Nabel
Ren 5	*shimen*	2 cun unter dem Nabel
Ren 6	*qihai*	1 ½ cun unter dem Nabel
Ren 7	*yinjiao*	1 cun unter dem Nabel
Ren 8	*shenque*	Mitte des Nabels
Ren 9	*shuifen*	1 cun über dem Nabel
Ren 10	*xianwan*	2 cun über dem Nabel
Ren 11	*jianli*	3 cun über dem Nabel
Ren 12	*zhongwan*	4 cun über dem Nabel
Ren 13	*shangwan*	5 cun über dem Nabel
Ren 14	*juque*	6 cun über dem Nabel
Ren 15	*jiuwei*	6½ cun über dem Nabel
Ren 16	*zhongting*	1½ cun unter Ren 17
Ren 17	*danzhong*	Auf dem Brustbein, in Höhe der Mamillen
Ren 18	*yutang*	Auf dem Brustbein, in Höhe des 3. ICR
Ren 19	*zigong*	Auf dem Brustbein, in Höhe des 2. ICR
Ren 20	*huagai*	1 cun unter Ren 21
Ren 21	*xuanji*	In der Mitte des manubrium sterni
Ren 22	*tiantu*	½ cun über dem Oberrand des Sternum
Ren 23	*liangquan*	Über dem Adamsapfel
Ren 24	*chengjiang*	Im Mund, in der Falte zwischen Unterlippe und Kiefer

8.2 Anamnesebögen für die Praxis

Zungendiagnostik	Yin ↑	Yin ↓	Yang ↑	Yang ↓
Über den Elemente-Bezug (Feuer, Erde, Metall, Wasser, Holz) (bitte sorgfältig auf der Linie notieren) entscheidet die betroffene Lokalisation.				
Zungenkörper				
rot			↑ —	
blass	↑ —			
scharlachrot		↓ —	↑ —	
violett	↑ —			↓ —
sehr feucht	↑ —			↓ —
sehr trocken		↓ —	↑ —	
dick, mit Zahnabdrücken	↑ —			
dünn, schmal		↓ —		
rissig und rot		↓ —	↑ —	
rissig und blass		↓ —		↓ —
rau		↓ —	↑ —	
unbeweglich			↑ —	
zitternd		↓		
Zungenbelag				
dick	↑ —		↑ —	
dünn		↓ —		↓ —
wie ölig	↑ —			
ungleichmäßig		↓ —		
weiß	↑ —			
gelblich			↑ —	
grau auf rot		↓ —	↑ —	
grau auf blass	↑ —			↓ —

Yin- und Yang-Summen Zungendiagnostik:		Yin ↑ / ↓	Yang ↑ / ↓				
	F =			F	F	F	F
	E =			E	E	E	E
	M =			M	M	M	M
	W =			W	W	W	W
	H =			H	H	H	H

Pulsdiagnostik	Yin ↑	Yin ↓	Yang ↑	Yang ↓
Über den Elemente-Bezug (Feuer, Erde, Metall, Wasser, Holz) (bitte sorgfältig auf der Linie notieren) entscheidet die betroffene Lokalisation der Pulstaststelle.				
Frequenz				
schnell			↑ ——	
langsam	↑ ——			
Volumen				
groß, klar	↑ ——		↑ ——	
fein		↓ ——		↓ ——
Tiefe				
oberflächlich		↓ ——	↑ ——	
tief	↑ ——			↓ ——
Kraft				
leer, kraftlos		↓ ——		↓ ——
voll, kräftig	↑ ——		↑ ——	

Yin- und Yang-Summen Pulsdiagnostik:		Yin ↑ / ↓	Yang ↑ / ↓				
	F =			F	F	F	F
	E =			E	E	E	E
	M =			M	M	M	M
	W =			W	W	W	W
	H =			H	H	H	H

Feuer	Yin ↑	Yin ↓	Yang ↑	Yang ↓
Herz und Kreislauf				
Hypertonie (U)	↑		↑	oder ↓
Tachykardie (U)	↑	oder ↓		↓
Arrhythmie (U)	↑	oder ↓		↓
leichte Tachykardie (U)		↓		
Bradykardie (U)	↑			
Herzklopfen		↓		↓
Herzinsuffizienz (B)				↓
Koronarsklerose	↑			↓
Angina pectoris	↑			↓
Perikarditis	↑			↓
Körpertemperatur				
Fieber, Hitze, Rötung (U)		↓	↑	
wenig schwitzen trotz Fieber	↑			
viel schwitzen bei Fieber			↑	
erniedrigte Temperatur		↓		↓
Frösteligkeit				↓
kalte Hände und Füße				↓
blasse, zyanotische Haut		↓		↓
Akrozynose (B)	↑			
Hyperhidrosis		↓	↑	oder ↓
Schwitzen spontan				↓
Nachtschweiß		↓		
Schlaf				
Durchschlafschwierigkeiten		↓		↓
Schlafstörungen		↓		↓
chronische Schlaflosigkeit	↑	oder ↓		
akute Schlaflosigkeit			↑	
braucht viel Schlaf		↓		↓
je mehr Schlaf, desto verschlafener	↑			↓
immer müde				↓
Alpträume		↓		
exzessives Träumen		↓		
Morgenmuffeligkeit		↓		↓
Ruhelosigkeit		↓		↓
Zwischensumme Feuer				

Feuer	Yin ↑	Yin ↓	Yang ↑	Yang ↓
Dünndarm				
Meteorismus	↑			
Darmkoliken			↑	
Diarrhö oder Erbrechen			↑	
M. Crohn			↑	
Psyche, Sprechen				
laut und geschwätzig (B)			↑	
laut und schweigsam (B)				↓
leise und geschwätzig (B)	↑			
leise und schweigsam (B)		↓		
lacht und redet viel		↓		↓
schwache, zittrige Stimme		↓		↓
erregt	↑		↑	
unaufhörliches Reden	↑		↑	
Gewalttätigkeit	↑		↑	
Stottern und schnelles Reden		↓		
heisere Stimme		↓		
langsames zögerndes Reden	↑			↓
Einsilbigkeit	↑			↓
Selbstgespräche	↑			↓
Blackouts	↑			↓
vegetative Erkrankungen				↓
Verwirrung	↑			↓
endogene Depression	↑			↓
geistige Unruhe		↓	↑	
viel Angst		↓	↑	
ängstlich und erregbar		↓		
Unbehagen		↓		
träge, introvertiert	↑			↓
wenig Selbstbewusstsein		↓		↓
Schizophrenie	↑		↑	
manisch hyperaktiv	↑		↑	
Apoplexie	↑		↑	
Epilepsie	↑		↑	
schlechtes Gedächtnis		↓		
Zwischensumme Feuer				

Feuer	Yin ⬆	Yin ⬇	Yang ⬆	Yang ⬇
Psyche, Sprechen				
gutes Gedächtnis			⬆	
übermäßige Freude		⬇		⬇
Euphorie		⬇		⬇
Modalitäten				
Abneigung gegen Bitteres	⬆		⬆	
Verlangen nach Bitterem		⬇		⬇
Abneigung gegen Rot	⬆		⬆	
Verlangen nach Rot		⬇		⬇
Summe Feuer				

U = Untersuchung, B = Beobachtung

Erde	Yin ↑	Yin ↓	Yang ↑	Yang ↓
Magen-Darm-Trakt, Hunger				
blasse, zyanotische Lippen (B)		↓		↓
trockene, rote Lippen, die zu Rissigkeit neigen		↓	↑	
Herpes labialis		↓	↑	
Gingivitis		↓	↑	
schlechter Mundgeruch		↓	↑	
fauliger Atem		↓	↑	
saurer Geschmack im Mund	↑			↓
saures Aufstoßen	↑			↓
Übelkeit und Erbrechen	↑			
akute Gastritis			↑	
chronische Gastritis	↑			↓
Ulcus ventriculi		↓	↑	
Ulcus duodeni		↓	↑	
dumpfer, anhaltender Schmerz	↑			↓
Dyspepsie		↓		↓
Malabsorptionen: Diarrhö		↓		↓
Diabetes mellitus (U)		↓		↓
Diabetes insipidus (U)		↓		↓
Adipositas	↑			↓
chronische Enteritis			↑	
M.Crohn			↑	
chronische Diarrhö			↑	
Hunger verschlechtert		↓	↑	
kein Hunger, kein Durst		↓		↓
Völlegefühl	↑			
viel Hunger, viel Durst		↓	↑	
Heißhunger		↓	↑	
Hunger erst mittags	↑			↓
Leber – Galle – Pankreas				
Hepatitis		↓	↑	
chronische Hepatitis			↑	
Leberzirrhose	↑		↑	
Cholezystitis	↑		↑	
Zwischensumme Erde				

Erde	Yin ↑	Yin ↓	Yang ↑	Yang ↓
Leber – Galle – Pankreas				
Parotitis			↑	
Pankreatitis			↑	
Lymph- und Immunsystem				
Lymphangitis, Lymphadenitis			↑	
Polyneuropathien		↓		↓
Nahrungsmittelallergien[1]		↓		oder ↓
Peripheres Bindegewebe				
Bindegewebsschwäche		↓		↓
Prolapsneigung		↓		↓
Gebärmuttervorfall		↓		↓
schwache Muskeln		↓		↓
wenig Fett		↓		↓
Astheniker		↓		↓
Ödemneigung	↑	oder ↓		↓
Blutungsneigung		↓		↓
Zwischenblutungen		↓		↓
Anämie		↓		↓
eiskalte Hände und Füße	↑	oder ↓		↓
Psyche				
Kopfzerbrechen, Grübelei, Sorgen		↓		↓
blasses Gesicht, besorgter Blick	↑			↓
Zwangsneurosen	↑			
Anorexia nervosa		↓	↑	oder ↓
Stress-Ulkus		↓	↑	
Erschöpfungsdepression		↓	↑	
unkontrollierte Sorgen mit Schlaflosigkeit		↓		↓
Lethargie, Trägheit	↑			
schwerer Kopf	↑			
Schwindeligkeit	↑			
Teilnahmslosigkeit		↓		↓
übermäßige Schwermut	↑			↓
Grübelei	↑			↓
Zwischensumme Erde				

Erde	Yin ↑	Yin ↓	Yang ↑	Yang ↓
Modalitäten				
Abneigung gegen Süßes	↑		↑	
Verlangen nach Süßem		↓		↓
Abneigung gegen Gelb	↑		↑	
Verlangen nach Gelb		↓		↓
Summe Erde				

[1] Nahrungsmittelallergie mit Urtikaria, Quincke-Ödem oder anderen Arten von Schwellungen = Yin,
Nahrungsmittelallergie mit Diarrhö, Erbrechen und erhöhter Sekretion = Yang,
B = Beobachtung

Metall	Yin ↑	Yin ↓	Yang ↑	Yang ↓
Atmungsorgane				
Rhinitis, Anfangsphase	↑			
dünnes, wässriges Sekret	↑			
Rhinitis, Spätphase			↑	
dickes, farbiges Sekret			↑	
verstopfte Nase	↑			
Rhinitis allergica	↑		↑	
Nasenpolypen	↑			↓
akute Bronchitis	↑		↑	
chronische Bronchitis	↑	oder ↓		↓
trockene Bronchitis		↓		↓
eitrige Bronchitis	↑		↑	
wenig oder dickes Sputum		↓		
Bronchiektasien		↓		↓
Bronchitis mit asthmatoider Atmung	↑			↓
schwache Atmung		↓		↓
Lungenentzündung			↑	
Lungenemphysem	↑		↑	
Inhalationsallergien		↓		↓
Asthma				
Asthma bronchiale	↑		↑	
• massiv			↑	
• allergisch			↑	
• plötzlich			↑	
• verkrampft			↑	
• extrem			↑	
• status asthmaticus	↑			
• häufig	↑			
• durch Anstrengung	↑			
• nachts schlimmer	↑			
Dickdarm				
atonische Obstipation				↓
spastische Obstipation			↑	
trockener, dunkler Stuhl		↓		
Diarrhö	↑		↑	
Zwischensumme Metall				

Metall	Yin ↑	Yin ↓	Yang ↑	Yang ↓
Dickdarm				
Koliken in Colon und Rektum		↓		↓
akute Kolitis	↑		↑	
Colitis ulcerosa		↓		
Haut				
Schuppen	↑			↓
feuchte Ekzeme	↑		↑	
trockene Ekzeme		↓	↑	
Nachtschweiß		↓		
Warzen	↑			
Urtikaria				↓
Psoriasis	↑			↓
Neurodermitis				↓
dicke Haut (U)	↑			
dünne Haut (U)		↓		↓
trockene Haut (U)		↓		↓
fettige Haut (U)	↑			↓
sensible Haut (U)		↓		↓
unsensible Haut (U)	↑			↓
juckende Haut			↑	
Akne bei dicker Haut	↑			
Akne bei dünner Haut				↓
Psyche				
häufig traurig	↑			
erschöpft durch Trauer und Kummer		↓		↓
leise Stimme		↓		↓
Wortkargheit		↓		↓
unruhig, ängstlich	↑			
nervös, übererregbar			↑	
unkontrollierte Gefühle		↓		↓
manisch-depressiv		↓		↓
erlebnisreaktive Depression	↑			
übermäßige Trauer und Sorge		↓		↓
Zwischensumme Metall				

Metall	Yin ↑	Yin ↓	Yang ↑	Yang ↓
Modalitäten				
Abneigung gegen Scharfes	↑		↑	
Verlangen nach Scharfem		↓		↓
Abneigung gegen Weiß	↑		↑	
Verlangen nach Weiß		↓		↓
Summe Metall				

U = Untersuchung

Wasser	Yin ↑	Yin ↓	Yang ↑	Yang ↓
Miktion, Harn- und Geschlechtsorgane				
häufig, viel, wässrig		↓		↓
wenig und dunkel		↓		
wenig				↓
Pollakisurie			↑	
Inkontinenz				↓
Restharn				↓
Harnträufeln				↓
Miktionsstörung				↓
nächtliches Bettnässen		↓		↓
Zystitis			↑	
Nephritis			↑	
Pyelonephritis			↑	
chronische Nephritis				↓
Nierenkoliken		↓	↑	
Niereninsuffizienz				↓
Nebenniereninsuffizienz				↓
Diabetes mellitus		↓		↓
Diabetes insipidus		↓		↓
♂ Prostatitis			↑	
♂ Prostataadenom	↑			↓
♂ Oligospermie		↓		
♂ Ejaculatio praecox		↓		↓
Unfruchtbarkeit		↓		↓
Impotenz		↓		↓
Frigidität		↓		↓
♀ verminderte Vaginalsekretion		↓		↓
♀ Amenorrhö		↓		↓
♀ langer Zyklus, kurze Menses		↓		↓
♀ habituelle Aborte		↓		
♀ Myome, Ovarialzysten	↑			↓
Gehör, Sehen				
Taubheit		↓		↓
Schwerhörigkeit		↓		↓
Tinnitus, abends schlimmer (s. a. Holz)		↓		↓
Zwischensumme Wasser				

Wasser	Yin ↑	Yin ↓	Yang ↑	Yang ↓
Gehör, Sehen				
Schwindeligkeit mit Leeregefühl im Kopf		↓		
Hyperakusis		↓		
Otosklerose		↓		
verschwommenes Sehen		↓		
Knochen, Zähne, Haare				
brüchige, lockere Zähne		↓		↓
Karies, Parodontose		↓		
Brüchige Knochen		↓		↓
Arthritis			↑	
Multiple Sklerose,			↑	
M. Scheuermann			↑	
Rücken- und Knieschwäche		↓		
Rücken- und Knieschmerzen, Lumbago		↓		↓
Rücken- und Knieschmerzen, durch Kälte schlechter				↓
Haarausfall und frühzeitig graue Haare		↓		↓
Haarausfall		↓		
frühzeitig graue Haare				↓
Psyche				
innere Unruhe			↑	
ängstlich angespannt		↓		
vor Angst wie gelähmt, passive Angst				↓
träge, willensschwach				↓
hoffnungslos				↓
still, zurückhaltend				↓
Depression mit Erstarrung				↓
übertriebene Selbstkritik		↓		
schwaches Gedächtnis		↓		↓
frühzeitiges Altern, Senilität		↓		↓
verzögerte körperliche und geistige Entwicklung		↓		↓
spätes Altern	↑		↑	
leicht erschöpfbar		↓		↓
Modalitäten				
Abneigung gegen Salziges	↑		↑	
Zwischensumme Wasser				

Wasser	Yin ↑	Yin ↓	Yang ↑	Yang ↓
Modalitäten				
Verlangen nach Salzigem		↓		↓
Abneigung gegen Schwarz und Blau	↑		↑	
Verlangen nach Schwarz und Blau		↓		↓
Summe Wasser				

Holz	Yin ↑	Yin ↓	Yang ↑	Yang ↓
Leber – Galle				
Völlegefühl im Oberbauch		↓		↓
Fettunverträglichkeit, heller Fettstuhl		↓		
Meteorismus		↓		↓
Übelkeit mit Erbrechen	↑			↓
Erbrechen ohne Übelkeit		↓	↑	
Cholezystitis	↑		↑	
Gallensteine	↑		↑	
Gallenkolik	↑		↑	
Hepatitis	↑		↑	
Bewegungsapparat				
Nackensteifigkeit	↑		↑	
Muskelverspannungen		↓	↑	
erhöhter Muskeltonus		↓	↑	
Sphinkter-Krämpfe		↓		
verkürzte Bänder		↓		
M. Bechterew		↓		
Dupuytren		↓		
Spasmen			↑	
Zuckungen			↑	
Zittern, zittrige Stimme			↑	
Sprechschwierigkeiten			↑	
Tremor, Tics		↓		
Sehnenentzündungen		↓	↑	
Polyarthritis			↑	
niedriger Muskeltonus		↓		↓
lockere Bänder		↓		↓
Schlottergelenke	↑			↓
Hernien, Brüche	↑			↓
brüchige Nägel		↓		↓
Kopf				
Migräne			↑	
„Sonntagsmigräne"	↑			↓
Zyklus				
prämenstruelles Syndrom	↑			↓
Zwischensumme Holz				

Holz	Yin ↑	Yin ↓	Yang ↑	Yang ↓
Zyklus				
Schwellungsgefühl in Brüsten und Unterleib		↓		
Schmerzen in Brüsten und Unterleib				↓
unregelmäßiger Zyklus		↓		↓
langer Zyklus, kurze Menses		↓		
plötzliche starke Blutungen		↓	↑	
Herpes genitalis	↑			↓
Genitalmykosen	↑			↓
Unterleibsvarizen	↑			↓
Sehen, Gehör				
Fehlsichtigkeit		↓		↓
starke Fehlsichtigkeit	↑			↓
Tränen und trockene Augen im Wechsel		↓		↓
trockene, entzündete Augen, Retinitis		↓		
Augeninfektionen			↑	
Glaukom	↑		↑	
Allergieneigung			↑	
anhaltender Tinnitus		↓	↑	
Hörsturz		↓	↑	
M. Ménière		↓	↑	
Psyche				
Umgang mit Nervosität und Anspannung:				
• zeigt sie aggressiv			↑	
• zeigt sie, verliert die Kontrolle, zittert		↓		
• total kontrolliert				↓
• seufzt, schluckt sie, Globusgefühl		↓		↓
cholerisch, unkontrolliert, Wutausbrüche		↓	↑	
angespannt, aggressiv, gerötete Augen und Gesicht		↓	↑	
nervös, ärgerlich, irritierbar		↓		↓
unruhige Beine	↑			↓
Unruhe, Schlaflosigkeit		↓	↑	
Ärger und Depressionen		↓	↑	
Reizbarkeit und Depressionen		↓		
durch Ärger introvertiert	↑			↓
Zwischensumme Holz				

Holz	Yin ⬆	Yin ⬇	Yang ⬆	Yang ⬇
Psyche				
Epilepsie			⬆	
energetisch blockiert		⬇		⬇
Emotionen schwächen		⬇		⬇
depressiv, leise Stimme		⬇		⬇
mangelhaftes Selbstwertgefühl		⬇		
Neigung zu Tränenausbrüchen		⬇		
Schüchternheit, Unentschlossenheit, Furchtsamkeit				⬇
übermäßiger Ärger und Zorn	⬆			⬇
Blutdruck				
Hypotonie, Parasympathikotonie	⬆			⬇
Hypotonie, Hypovolämie, Anämie, Blässe		⬇		⬇
Hypertonie, Sympathikotonie		⬇	⬆	
Hypertonie, Hypervolämie, Plethora	⬆			⬇
Modalitäten				
Abneigung gegen Saures	⬆		⬆	
Verlangen nach Saurem		⬇		⬇
Abneigung gegen Grün	⬆		⬆	
Verlangen nach Grün		⬇		⬇
Summe Holz				

Schmerzanamnese	Yin ↑	Yin ↓	Yang ↑	Yang ↓
Über den Elemente-Bezug entscheidet das betroffene Organ: He/Dü = F, MP/Ma = E, Lu/Di = M, Ni/Bl = W, Le/Gb = H				
Linderung durch Wärme	↑			
Verschlimmerung durch Wärme			↑	
Linderung durch Kälte				↓
Verschlimmerung durch Kälte		↓		
Linderung durch Druck		↓		↓
Verschlimmerung durch Druck	↑		↑	
Besserung nach dem Essen		↓		↓
Verschlimmerung nach dem Essen	↑		↑	
Linderung durch Feuchtigkeit			↑	
Verschlimmerung durch Feuchtigkeit	↑			
mit Schweregefühl verbunden	↑			
leicht und ermüdend		↓		↓
mit Hitzegefühl			↑	
mit Kältegefühl	↑			
mit viel Schwitzen	↑			
mit sehr trockener Haut		↓		↓
wechselnde Lokalisation			↑	
gleich bleibende Lokalisation	↑			
verursacht durch: • Wind			↑	
• Kälte	↑			
• Hitze	↑		↑	
• Feuchtigkeit	↑			
• Trockenheit		↓		↓
• Entzündung			↑	
Kopfschmerzen				
plötzlich, mit Nackenverspannung, Schweregefühl	↑		↑	
leicht, mit Müdigkeit, Abgeschlagenheit, Leeregefühl		↓		↓
einseitig, mit Übelkeit	↑			
mit Reizbarkeit			↑	
Zwischensumme Schmerzanamnese				

Schmerzanamnese	Yin ↑	Yin ↓	Yang ↑	Yang ↓
Kopfschmerzen				
mit Schwindelgefühl		↓	↑	
gerötetes Gesicht, mit Durst			↑	
chronisch				
Summe Schmerzanamnese:				

Die Ergebnisse					
Elemente	Yin ↑	Yin ↓	Yang ↑	Yang ↓	Disharmoniemuster
F Feuer					
E Erde					
M Metall					
W Wasser					
H Holz					

Auswertung

....
Datum

Feuer

Holz

Erde

Wasser

Metall

Patient:

Therapie:

	Tonisieren	Sedieren

Name, Vorname

Punkte: _____

Geburtsdatum

Dieser Auswertungsbogen ist für Ihre Patientenkartei gedacht.

Literatur

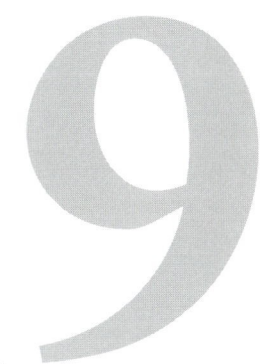

Binder, Walter: Klassische Akupunktur und klinische Leitsymptome. Verlag für Naturmedizin, Deggendorf 1984.

Bischko, Johannes: Einführung in die Akupunktur. Haug, Heidelberg 1970.

Bischko, Johannes: Akupunktur für Fortgeschrittene. Haug, Heidelberg 1973.

Bischof, Marco: Biophotonen, Das Licht in unseren Zellen. Zweitausendeins, Frankfurt 1995.

Focks, Claudia, Hillenbrand, Norman: Leitfaden TCM, 5. Aufl. Urban & Fischer, München 2006.

Focks, Claudia und März, Ulrich: Leitfaden Akupunktur, Urban & Fischer, München 2005.

Hecker, Ulrich: Arbeitsbuch Akupunktur. Hippokrates, Stuttgart 1992.

Hempen, Carl-Hermann: dtv-Atlas zur Akupunktur. dtv, München 1995.

Kampik, Georg: Propädeutik der Akupunktur. Hippokrates, Stuttgart 1988.

Kaptchuk, Ted J.: Das große Buch der Chinesischen Medizin. Barth, München 1988.

Murphy, Michael: Der Quanten-Mensch. Integral, Wessobrunn 1994.

Paulus, Ernst, Ding Yu-he: Handbuch der traditionellen chinesischen Heilpflanzen. Haug, Heidelberg 1987.

Thambirajah, Radha: Energetik in der Akupunktur, Urban & Fischer, München 2006.

Tian, Li, Lachner, Anton, Wortschatz Chinesische Medizin, Urban & Fischer, München 2005.

Stux, Gabriel: Grundlagen der Akupunktur. Springer, Berlin 1986.

Wertsch, G.J., Schrecke, B.D., Küstner, P.: Akupunkturatlas. WBV Biologisch-Medizinische Verlagsgesellschaft, Schorndorf 1974.

Wühr, Erich (Hrsg.): Quintessenz der Chinesischen Akupunktur und Moxibustion. Verlagsgesellschaft für Traditionelle Chinesische Medizin, Kötzting 1988.

Sachregister

A

Adipositas 12
Aktivität 12
Akupunkturpunkte 5, 179–196
– Eigenschaften 5
– Gesamtanzahl 20
– Indikationen 105
– Lokalisierung 109
– reguläre 20
– Schleusensystem 5
– Wirkungsweise 105
Akutpunkte s. Xi-Punkte
Allergien, saisonale 150
Anamnese 21–33
Anamnesebogen 35–86, 197–217
– Ankreuzen in dem 88
– Antwortmöglichkeiten 35
– Arbeiten mit dem 87–104
– Auswertung 84–89
– Auswertungshilfe 84–85, 97
– Bindegewebe, peripheres 92
– Elemente, Mutter-Sohn-Zyklus 89
– Erd-Element 56–58, 92, 202–204
– Feuer-Element 47-49, 89–91, 199–201
– Herz 92–93
– Holz-Element 80–83, 211–213
– Metall-Element 63–65, 205–207
– Pulsdiagnostik 38, 86, 198
– Schmerzanamnese 93–94
– Schmerzen 83–84
– Symptome, Wertung bzw. Nichtwertung 90
– Wasser-Element 71–73, 208–210
– Zungendiagnostik 36–37, 197
– Zwischenauswertung 94–97
Anamneseergebnisse, Übertragung in den
Auswertungsbogen 97–104
Angina pectoris, Dai Mai 147
Anti-Depressionspunkte 105
Apoplexie, Yangqiao 145
Asthma bronchiale, Dai Mai 147
Atmen, Metall-Yin 139
Augen, tränende, Yinwei Mai 147
Ausgangspunkte 133
– Meridiane 133
Ausgleich, Dualität(en) 9–10
Auswertungsbogen
– Anamnese 86
– Anamneseergebnisse, Übertragung 97–104
– Disharmoniemuster 102–104
– Ergebnisübertragung 97
– Pulsdiagnostik 98–104
– Zungendiagnostik 97–104

Auswertungshilfe
– Anamnesebogen 84–85, 97
– Disharmoniemuster 102–104, 216

B

Beinschmerzen, Ein-Punkt-Therapie 138
Bewegung s. Tao
Bewertungskriterien, Zungenbelag/-körper 31–32
Bindegewebe, peripheres, Anamnesebogen 92
Blasen-Meridian 4, 18, 186–188
– Organuhr 18
– Schmerzen 138
Blasenpunkte 186–188
Bronchitis, trockene 97
Burn-out-Syndrom, Yangwei 147

C

Chong Mai 5 146
– Gefäß des kräftigen Aufsteigens 140
– Qi-Mangel 146

D

Dai Mai 5, 147
– Gürtelgefäß, großes Verbindungsgefäß 140
Degeneration 11
Depression, Anti-Depressionspunkte 105
Diagnosestellung 20
Dickdarm-Meridian 4 180
– Organuhr 18
– Schmerzen 138
Dickdarmpunkte 180
Disharmoniemuster 6, 26–30
– Auswertungsbogen 102–104
– Auswertungshilfe 102–104, 216
– Beschreibung 27
Disharmonien, energetische, Meisterpunkte 148
Drei Umläufe, Energie 137
Du Mai 5, 143, 195
– Diagnosestellung 20
– Lenkergefäß 140
– Yang-Exzess 143–144
– Yang-Mangel 143–144
Dualität(en) 8–10
– Ausgleich 9–10
– Übergang 9
Dünndarm und Blase, Yang, großes 137
Dünndarm-Meridian 4, 185
– Organuhr 18
Dünndarmpunkte 185
Durchgangspunkte, s. Luo-Punkte
Dynamik 12
Dynamik-Yang, Mangel 12

E

Eingangspunkte 133
– Meridiane 133
Ein-Punkt-Therapie 137-138
– Exzess-Symptome 138
– Symptome 138–139
Element-Anamnesebogen 39, 89–94
– Beispiel 95–96
– Summenzeile 95–96
Elemente
– Anamnesebogen 89
– fünf s. Fünf Elemente
– Mutter-Sohn-Zyklus 108
Elemente-Bezug, Zungendiagnostik 36
Elementestern 105–106
– Erdpunkt 108–109
– Ernährungszyklus 108
– Feuer-Punkt 108–109
– Holz-Punkt 108–109
– Luo-Punkte 131–132
– Metall-Punkt 108–109
– Mu-Punkte 125
– Mutter-Sohn-Zyklus 108
– Shu-Punkte 121–123
– Wasser-Punkt 108–109
– Xi-Punkte 126–128
– Yuan-Punkte 129–130
Elementpunkte 118–121
– s.a. Stundenpunkte
Emotionen 27
energetischer Zustand 6
energetisches Gleichgewicht, relatives 21
Energie
– Drei Umläufe 137–138
– Mutter-Sohn-Zyklus 132
– Organuhr 137
Enkel-Element 113
Enkel-Punkte, Ko-Zyklus 113–115
Entzündung 12
Erd-Element 16
– Anamnesebogen 56–58, 92, 202–204
– Enkel-Punkte 113–115
– Großmutter-Punkte 116
– Magenerkrankungen 14
– Qi-Exzess 93
– Qi-Mangel 92, 101–102
– Sedierungspunkte 111–112
– Tonisierungspunkte 109–111
– Yang-Exzess 98
– Yang-Mangel 101–102
– Yin-Mangel 101–102
Erde-Yin, Essen 139
Erdpunkt, Elementestern 108–109
Ergänzung 11

Ernährungszyklus 108
– Elementestern 108
3Erwärmer 140
3Erwärmer und Gallenblase, Yang, kleines 137
3Erwärmer-Meridian 4, 18, 191–192
3Erwärmer-Punkte 191–192
Essen, Erde-Yin 139
Extrameridiane 5, 140
– Umläufe 20
Exzess-Symptome, Ein-Punkt-Therapie 138

F

Faktoren, pathogene s. pathogene Faktoren
Fallbeispiele 151–177
– symptomatische 174
Feuer-Element 16
– Anamnesebogen 47–49, 89–91, 199–201
– Beispiel 91
– Enkel-Punkte 113–115
– Großmutter-Punkte 116
– Körpertemperatur 89–91
– Qi-Exzess 101
– Qi-Mangel 91
– Schlafstörungen 14
– Sedierungspunkte 111–112
– Tonisierungspunkte 109–111
– Yang-Mangel 98
– Yang-Überschuss 101
– Yin-Stagnation 92–93, 98
– Yin-Überschuss 98–101
Feuer-Punkt, Elementestern 108–109
Feuer-Yin, Schlafen 139
Fruchtbarkeitsenergie, Ren Mai 141
Fu 2–3
– s.a. Hohlorgan
Fünf Elemente 13–15
– Gefühlszuordnung 27
– Kategorien 13
– Organzuordnung 27
– Wandlungsphasen 13–15
– Zuordnungen 13–17
Fünf-Elemente-Tabelle 16–17
Fußgelenkschmerzen, Ein-Punkt-Therapie 139

G

Gallenblasenbeschwerden/-schmerzen 99, 139
Gallenblasen-Meridian 4, 18, 192–194
– Organuhr 18
– Schmerzen 138
Gallenblasenpunkte 192–194
Gefäß des kräftigen Aufsteigens 5
– s.a. Gürtelgefäß
Gefühlszuordnung, Fünf Elemente 27
Gesichtsschmerzen, Ein-Punkt-Therapie 139
Gesundheit, Gleichgewicht, relatives 11

Gleichgewicht
– s.a. energetisches Gleichgewicht
– Fallbeispiele 157
– relatives 10
Gouverneurs-/Lenkergefäß 5
Großmutter-Punkte 115–117
– Ko-Zyklus 115–117
Grunduntersuchungen 87
Gürtelgefäß 5
Gürtelrose, Dai Mai 147

H

Harnblase, s. Blase
Hauptmeridiane 1–4
– Organuhr 18
– Organzuordnung 4
– Umläufe 18
Haut, trockene 97
Herpes zoster, Dai Mai 147
Herz und Niere, Yin, kleines 137
Herz, Anamnesebogen 92–93
Herz-Meridian 4, 184
– Organuhr 18
Herzpunkte 184
Heuschnupfen 150
Himmelsrichtung, Elemente 14
Hohlorgan(e) 3
– s.a. Fu
Holz-Element 13, 17
– Anamnesebogen 80–83, 211–213
– Enkel-Punkte 113–115
– Großmutter-Punkte 116
– Sedierungspunkte 111–113
– Tonisierungspunkte 109–111
– Yang, überaktives 99
– Yang-Exzess 102–103
– Yang-Überschuss 99, 102
– Yin-Mangel 99
Holz-Punkt, Elementestern 108–109
Holz-Yin, Kommunikation 139
Hypertonie 92–93
– Yang-Mangel 92
– Yin-Überschuss 92

I, J

Jahreszeiten, Elemente 14
Jueyin
– der Hand 4
– des Fußes 4

K

Kardinalpunkte s. Xi-Punkte
Klimata, Elemente 14
Kommunikation, Holz-Yin 139
Kontrolle 12
Konzeptionsgefäß 5

Kopfschmerzen, bandförmige, Dai Mai 147
Körpertemperatur, Feuer-Element 89–91
Ko-Zyklus
– Enkel-Punkte 113–115
– Großmutter-Punkte 115–117
Krankheit 6
Kreislauf-Sexus-Meridian 4, 18

L

Lachen, exzessives, Yinwei Mai 147
Lebensführung 139
Leber-Meridian 4, 194
– Organuhr 18
– Schmerzen 138
Leberpunkte 194
Lenker-/Gouverneursgefäß 5
Lunge und Dickdarm, Yin, großes 137
Lungen-Meridian 4, 179
– Organuhr 18
– Schmerzen 138
Lungenpunkte 179
Luo-Punkte 130–132
– Elementestern 131–132
– Energie, meridianeigene 133
– Yang-Tonisierung 137

M

Magen-Milz-Pankreas, Yang, strahlendes 137
Magenerkrankungen, Erd-Element 14
Magen-Meridian 4, 18, 181–183
Magenpunkte 181–183
Magenschmerzen 27
Meisterpunkte 148
– der acht Extrameridiane 106
– allgemeine 106
Meridiane 1, 179–196
– Ausgangspunkte 133
– Eingangspunkte 133
– und Punkte 179–196
– übergeordnete 140
Metall-Element 16
– Anamnesebogen 63–65
– Enkelpunkte 205–207
– Großmutter-Punkte 116
– Nasen-/Nebenhöhlenerkrankungen 14
– Qi-Mangel 103
– Sedierungspunkte 111–113
– Tonisierungspunkte 109–111
– Yang, überaktives 99
– Yang-Mangel 102
Metall-Punkt, Elementestern 108–109
Metall-Yin, Atmen 139
Migräne
– Ein-Punkt-Therapie 139
– Yangqiao 145

Milz-Pankreas-Meridian 4, 183–184
– Organuhr 18
Milzpunkte 183–184
Moxibustion 121
– Tonisierungs-/Sedierungstechniken 149
Mu-Punkte 123–125
– Elementestern 125
– Organe 124
– Yin-Energie 123
– Yin-Sedierung 124
– Yin-Tonisierung 124
Mutter-Sohn-Zyklus 107–108
– Elemente 108
– Elementestern 108
– Energie 132

N
Nachtschweiß 91
Nadelung, Tonisierungs-/Sedierungstechniken
150
Nasen-/Nebenhöhlenerkrankungen, Metall-
Element 14
Nieren-Meridian 4, 18, 189–190
– Organuhr 18
– Schmerzen 138
Nierenpunkte 189–190

O
Oberer Erwärmer, Herz, Lunge 140
Organaktivität, Beeinflussbarkeit 15
Organuhr 18–20, 118
– Energie 137
– Meridiane 18
– Umläufe 15–20
– Zeit, sekundäre 18
Organzuordnung
– Fünf Elemente 27
– Hauptmeridiane 4

P
Pankreas s. unter Milz-Pankreas-Meridian/-
Punkte
Passagepunkte s. Luo-Punkte
Passivität 12
pathogene Faktoren, endogene/exogene 5
Patientenantworten 21
Patientenbeobachtung und -einschätzung 21
Patientenuntersuchung 21
Perikard 140
Perikard-Meridian 4, 18, 190
– Organuhr 18
– und Leber, Yin, extremes 137
Perikardpunkte 190
Permutation 4
Pseudo-Yang-Patienten, Yangwei 147

Pulsdiagnostik 32–33, 98
– Anamnesebogen 38, 198
– Auswertung 89
– Auswertungsbogen 98–104
– Frequenz 33
– Kraft 33
– Summenzeile 94–95
– Tastpositionen 32
– Tiefe 33
– Volumen 33
– Yang, überaktives 98
– Yang-Excess 98
– Yang-Überschuss 98
– Yin-Mangel 98
Punkte 179–196
– Auswahlrichtlinien 105
Punktqualitäten 105–149
– Unterscheidung 109

Q
Qi 1, 6
Qi-Excess 29, 89
– Erd-Element 93
– Fallbeispiele 153, 157
– Feuer-Element 101
– Schmerzanamnese 99
– Zungenkörper/-belag 32
Qi-Mangel 29
– Chong Mai 146
– Erd-Element 92, 101–102
– Fallbeispiele 152, 157
– Feuer-Element 91
– Metall-Element 103
– Wasser-Element 99
– Zungenkörper/-belag 31–32
Quell-Punkte s. Yuan-Punkte

R
Reaktionsweisen
– Yang-Typus 30
– Yin-Typus 30
Reden, exzessives, Yinwei Mai 147
Ren Mai 5, 141, 196
– Diagnosestellung 20
– Fruchtbarkeitsenergie 141
– Konzeptionsgefäß 140
– Yin-Excess 141
– Yin-Mangel 141
– Yin-Sedierung 141
Rückenschmerzen, Ein-Punkt-Therapie 139

S
Schlafen, Feuer-Yin 139
Schlafstörungen, Feuer-Element 14
Schmerzanamnese 89–94
– Qi-Excess 99

Schmerzanamnesebogen 83–84, 93–94
– Beispiel 96–97
– Summenzeile 96–97
Schmerzen 27
– Blasen-Meridian 138
– Dickdarm-Meridian 138
– Gallenblasen-Meridian 138
– Leber-Meridian 138
– Lungen-Meridian 138
– Nieren-Meridian 138
– Symptome 138
Schulterschmerzen, Ein-Punkt-Therapie 139
Schwitzen 91
– spontanes 91
– übermäßiges 91
– Yinwei Mai 147
Sedierung
– Möglichkeit, weitere 137
– Moxibustion 149
– Nadelung 149
– Technik 149
Sedierungspunkte 105–113
– Elemente 111-113
Sedierungstechnik 138
Shaoyang
– der Hand 4
– des Fußes 4
Shaoyin
– der Hand 4
– des Fußes 4
Shu-Punkte 121–123
   Elementestern 121–123
– Mu- und Xi-Punkte 106
– Organe 121
– Yang-Energie 121
– Yang-Sedierung 121
– Yang-Tonisierung 121
Spannungsschmerzen, abdominale, Dai Mai 147
Speicherorgan(e) 3
– s.a. Zang
Strohfeuer-Situation, Yangwei 147
Stundenpunkte
– s.a. Elementpunkte
– Elemente 118
– Korrespondenzen 118
Substanzüberschuss 12
Summenzeile
– Element-Anamnesebogen 95–96
– Pulsdiagnostik 94–97
– Schmerzanamnesebogen 96–97
– Yang-Mangel 95
– Yin-Überschuss 95
– Zungendiagnostik 94–97
Symptome
– Ein-Punkt-Therapie 139
– Schmerzen 138

T
Tachykardie, Yang-Mangel 92
Taiyang
– der Hand 4
– des Fußes 4
Taiyin
– der Hand 4
– des Fußes 4
Tao 7–10
– aussagbares 8
– ewiges 8
Taoismus 7–9
Tastpositionen, Pulsdiagnostik 32
Temperatur 14
Tonisierung
– Möglichkeit, weitere 137
– Moxibustion 149
– Nadelung 149
– Technik 149
Tonisierungs- und Sedierungstechniken 149
Tonisierungspunkte 105–111
– Elemente 109–111
Trinken, Wasser-Yin 139

U
Übergang, Dualität(en) 9
Umläufe
– Extrameridiane 20
– Hauptmeridiane 18–20
– Organuhr 18–19
Unterer Erwärmer, Niere, Blase 140

V
Veränderung 9
– Lebensführung 139

W
Wasser-Element 17
– Anamnesebogen 71–73, 208–210
– Enkel-Punkte 114–115
– Großmutter-Punkte 116
– Qi-Mangel 99
– Sedierungspunkte 113
– Tonisierungspunkte 110
– Yin-Exzess 102–103
– Yin-Überschuss 102
Wasser-Punkt, Elementestern 108–109
Wasser-Yin, Trinken 139

X
Xi-Punkte 126–128
– Elementestern 126–128
– Yang-Sedierung 126
– Yang-Überschuss 126

Y

Yang 2–3, 10–11
– Ergänzung und Kontrolle 11
– Gleichgewicht, relatives 11
– großes, Dünndarm und Blase 137
– Holz-Element 99
– kleines, 3Erwärmer und Gallenblase 137
– Metall-Element 98
– Pulsdiagnostik 98–99
– strahlendes, Magen Milz-Pankreas 137
– überaktives 28
– überaktives, Yuan-Luo-Verbindung 137
– überaktives, Fallbeispiele 152–153
– Yangqiao 145
– Zungendiagnostik 97
– Zungenkörper/-belag 31–32
Yang-Energie, Shu-Punkte 121
Yang-Exzess 28, 89
– Du Mai 143–144
– Erd-Element 98
– Fallbeispiele 151
– Holz-Element 102–103
– Pulsdiagnostik 98
– Yangqiao 145
– Yang-Sedierung 145
– Zungendiagnostik 98
– Zungenkörper/-belag 31–32
Yang-Gefäß
– der Beweglichkeit 5
– der Verbindung 5
Yang-Mangel 15, 28
– Du Mai 143–144
– Erd-Element 101–102
– Feuer-Element 98
– Hypertonie 92
– Metall-Element 102
– Summenzeile 95
– Tachykardie 92
– Yang-Tonisierung 145
Yangming
– der Hand 4
– des Fußes 4
Yang-Muster 26
Yang-Organe 90
– Qualität 137
Yangqiao 5, 145
– Apoplexie 145
– Migräne 145
– Yang, überaktives 145
– Yang-Exzess 145
– Yang-Sedierung 145
Yangqiao Mai, Yang-Gefäß der Beweglichkeit 140
Yang-Sedierung
– Enkel-Punkte 115
– Großmutter-Punkte 115

– Shu-Punkte 121
– Stundenpunkte 118
– Xi-Punkte 126
– Yang-Exzess 145
– Yangqiao 145
Yang-Tonisierung
– Enkel-Punkte 115
– Großmutter-Punkte 115
– Luo-Punkte 137
– Shu-Punkte 121
– Stundenpunkte 118
– Yang-Mangel 145
Yang-Typus, Reaktionsweisen 30
Yang-Überschuss 15
– Feuer-Element 101
– Holz-Element 99, 102
– Xi-Punkte 126
– Pulsdiagnostik 98
– Zungendiagnostik 98
Yang-Verlust, Yangwei 147
Yang-Verschiebungen in den Organen 90–91
Yangwei 5, 147
– Yang-Verlust 147
– Yang-Gefäß der Verbindung, Schützer des Yang 140
Yin 2–3, 10–11
– Einflüsse 96
– Ergänzung und Kontrolle 11
– extremes, Perikard und Leber 137
– Gleichgewicht, relatives 11
– großes, Lunge und Dickdarm 137
– Grundbedürfnis 96
– kleines, Herz und Niere 137
Yin-Energie, Mu-Punkte 123
Yin-Exzess 28
– Ren Mai 141
– Wasser-Element 102–103
– Zungenkörper/-belag 31–32
Yin-Gefäß
– der Beweglichkeit 5
– der Verbindung 5
Yin-Mangel 15, 28
– Erd-Element 101–102
– Holz-Element 99
– Pulsdiagnostik 98
– Ren Mai 141
– Zungendiagnostik 98
– Zungenkörper/-belag 31–32
Yin-Muster 26
Yin-Organe 90
– Qualität 137
Yinqiao 5
– Yin-Stagnation 144
Yinqiao Mai 144
– Yin-Gefäß der Beweglichkeit 140

Yin-Sedierung 126
– Enkel-Punkte 115
– Großmutter-Punkte 115
– Mu-Punkte 124
– Ren Mai 141
– Stundenpunkte 118
– Yuan-Punkte 137
Yin-Stagnation 28
– Fallbeispiele 151, 152, 157
– Feuer-Element 98, 92
– Yuan-Luo-Verbindung 137
– Zungenkörper/-belag 31–32
Yin-Tonisierung
– Enkel-Punkte 115
– Großmutter-Punkte 115
– Mu-Punkte 124
– Stundenpunkte 118
Yin-Typus, Reaktionsweisen 30
Yin-Überschuss 15
– Feuer-Element 98–101
– Hypertonie 92
– Summenzeile 95
– Wasser-Element 102
Yin-Verlust
– Yinwei 62
– Yinwei Mai 147
Yin-Verschiebungen in den Organen 90–91
Yinwei 5
– Yin-Verlust 62
Yinwei Mai 147
– Yin-Gefäß der Verbindung, Schützer des Yin
140

– Yin-Verlust 147
Yin-Yang-Gleichgewicht/Ungleichgewicht 26
Yuan-Luo-Verbindung 132–137
– Yang, überaktives 137
– Yin-Stagnation 137
Yuan-Punkte 105, 127–130
– Elementestern 129–130
– Energie, meridianeigene 133
– Yin-Sedierung 137

Z
Zahnschmerzen, Ein-Punkt-Therapie 139
Zang 2–3
– s.a. Speicherorgan
Zungenbelag, Bewertungskriterien 31–32
Zungendiagnostik 30–32, 97–98
– Anamnesebogen 36–37, 197
– Auswertung 88
– Auswertungsbogen 97–104
– Elemente-Bezug 36
– Körperbeschaffenheit und Belag 31–32
– Summenzeile 94–97
– Yang, überaktives 98
– Yang-Exzess 98
– Yang-Überschuss 98
– Yin-Mangel 98
Zungenkörper, Bewertungskriterien 31
Zustimmungspunkte s. Shu-Punkte
Zwischenauswertung, Anamnesebogen 94–97

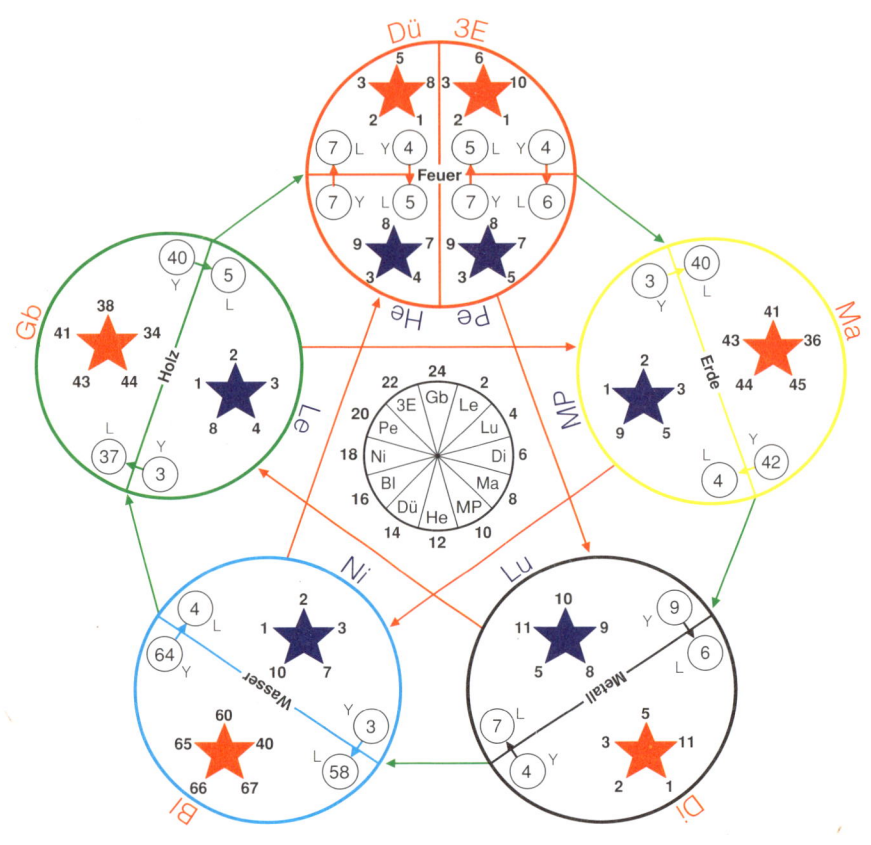

Die *Shu*-, *Mu*- und *Xi*-Punkte

	Lu	Di	Ma	MP	He	Dü	Bl	Ni	Pe	3E	Gb	Le
Shu Höhe proc. spin.	Bl 13 T3	Bl 25 L4	Bl 21 T12	Bl 20 T11	Bl 15 T5	Bl 27 S1	Bl 28 S2	Bl 23 L2	Bl 14 T4	Bl 22 L1	Bl 19 T10	Bl 18 T9
Mu	Lu 1	Ma 25	Ren 12	Le 13	Ren 14	Ren 4	Ren 3	Gb 25	Ren 17	Ren 5	Gb 24	Le 14
Xi	Lu 6	Di 7	Ma 34	MP 8	He 6	Dü 6	Bl 63	Ni 5	Pe 4	3E 7	Gb 36	Le 6

Meisterpunkte der acht Extrameridiane

Ren Mai: Lu 7	Yinqiao: Ni 6	Yinwei: Pe 6	Dai Mai: Gb 41
Du Mai: Dü 3	Yangqiao: Bl 62	Yangwei: 3E 5	Chong Mai: MP 4